精神科医の出会った家族の風景

摂食障害とアルコール依存症の経験

大河原昌夫

Masao Ookawara

インパクト出版会

はじめに

精神科医になって三四年ほどが過ぎた。医学部の前にフランス文学を学んでいた頃、私は研究者には不向きと知ったので、医師になってからも「研究」を志向したことはなかった。もちろん三九歳で医師になった年齢条件もあった。

私が臨床生活の当初から、精神科を訪れる人々の背景の一つとして家族に関心を寄せる傾向が強かったのには、この年齢も大いに影響したことと思う。しかし、自らが何歳になっても患者の家族背景にほとんど関心を示さない精神科医もいるのだから、家族に関心を示す医師のあり方には個人の資質も加わっているのだろう。

私は摂食障害とアルコール依存症の家族に関心を持ち、その家族会の運営を続けてきた。当事者のグループには既にそれなりの組織や伝統があるが、家族が定期的に集まる場所は少なかったからである。私はそこから多くの学びを得た。したがって、私が書いてきた本は家族との合作と言ってよい。

この本は『家族への希望と哀しみ　摂食障害とアルコール依存症の経験』（二〇〇四年、思想の科学社）が元になっている。

私はその後も精神科の臨床を続け、後述するように二冊のエッセイ集を書き、軸足を摂食障害とアルコール依存症から、さらに薬物依存、自傷へと伸ばしつつあるが、〈家族への希望と哀しみ〉は私の精神科臨床の原点であり続けた。

なぜ、これほど家族にこだわるのか。摂食障害という一つの疾患を考えても、近年は「認知行動療法」を語らねば臨床家にあらずといった雰囲気が学会の主流である。本人の認知の歪みを是正し、疾患からの脱出を支援する方法である。

そこに家族は登場しない。登場するが、それは本人から見た家族であり、家族自身が「認知行動療法」に参加することは求められていない。

私が運営してきた家族会は、家族の「認知行動療法」を志向するものではなかった。もちろん、家族会の司会をしながら、必要に応じて病気の説明は試み、家族の認識の偏りを補正することはしばしばあったが、主な流れと雰囲気はあくまでも家族の声と苦しみと葛藤を聞き、笑いと涙を通して、家族同士の信頼を維持しようとする時間であった。

摂食障害やアルコール依存症でしばしば行われる「家族教育プログラム」も実践してこなかった。「家族教育プログラム」は回数を決めて行われるが、私たちの「家族会」は当然のことのようにエンドレスであり、私が現役を退くまでそうであろう。

私たちの家族会は、間違っても「療法」ではなかったが、家族の認知と行動を修正するのに多少は役立ってきたかもしれない。ほんの少しの家族の行動変化に本人は敏感な感謝と喜びを味わう、それが私の臨床体験である。

私は家族が治療場面に具体的に参加しなければ、本人が回復しないとは思わない。本人に肯定的な意味で家族への共感と諦めが生じ、回復の道を歩み始める例はいくらでもある。ただし、そこには治療者自身が本人の家族背景に関心を持ち、さらに治療者自身が家族に対して具体的な努力を行った事実が必要である。それなくしては本人の認知の歪みばかりを俎上に挙げ、家族に対しての諦めを本人に求める結果となってしまう。


今回の改版にあたり、この著作全体を読み直してみた。そして、一六年前、私が精神の病いと日本の家族について語った内容に変更すべき点がほとんど見つからないことを確認し、複雑な気分にもなった。患者と呼ばれる人たちと家族の状況、さらには日本社会の現状もそう簡単に変化しないのである。

私は精神科を訪れる人たちとの邂逅を喜び、ときに悲しみ、その人の生い立ちと家族に対する視線を失わない努力を続けよう。

私の臨床風景については、本書以外に『鶴見俊輔に学んだ精神医療』（日本評論社）、『トラウマを負う精神医療の希望と哀しみ　摂食障害・薬物依存・自死・死刑を考える』（インパクト出版会）がある。手に取ってくだされば幸いである。

目次

精神科医の出会った家族の風景　摂食障害とアルコール依存症の経験

第一章 摂食障害と家族

1 家族の希望と哀しみ

本書は摂食障害とアルコール依存症という二つの精神科の病気と、そこに登場する、登場せざるをえなくなった家族にしばらくのレンズを向け、日本の家族を考えようとした、ひとつの物語である。

私の考える、家族への〈希望〉があり、私の感ずる家族の〈哀しみ〉がある。私のいう〈家族の哀しみ〉は、病気になった本人に対して家族が感じる、一方向的な哀しみのことではない。本人の提出する哀しみがある。家族の感じる哀しみがある。無力感もあるだろう。

哀しみは病者を含む家族全体に広がり、現在の日本の状況に対する怒りがそのように形を変えていることもあると思う。

だが、家族は同時に希望の生ずる場でもある。私にとってみれば、ほとんど絶望的な政治状況の日本で、家族に何を希望できるか。希望してよいのか。家族に忘れないでほしい希望はあるのか。それを考えた。

家族がある限り、ということは恐らく人類が滅びない限りと同義であると思うが、家族は希望と哀しみの往き来する場であるだろう。その光景を本書の題名に託した。

摂食障害とアルコール依存症を選んだのは、その二つが、私が時間をかけてみてきた病気だからである。統合失調症（精神分裂病）を考えれば、また別の物語が出来るであろう。家族が病気に及ぼす影響は、摂食障害と統合失調症ではかなり違ってくるのは事実だ。しかし、家族の中に精神科の〈病者〉が登場したときの家族の戸惑い、病気に対する適切な受け止め方、病者に対する心構えにそう異なった点があるのではない。それくらい、一人の精神科の病者を抱える家族は似た相貌を持ってくるといえるだろう。

二つのことをつけ加えたい。

ひとつは、病者とそうでない人、病者を抱えた家族とそうでない家族は二つに分離されるのではない。摂食障害という同じ病気の病者を抱えた二つの家族の間での違いが、摂食障害を持った家族とそうでない家族の二つを比べた場合より余程大きい場合はいくらでもあるだろう。「摂食障害の家族」といった一般化は出来るだけ避けなければならない。

もうひとつは、ここでは話を精神科に限っているが、精神科の病気と精神科以外の病気を二つにはっきりと区分してしまうのも、上に述べた理由と同じで現実にそぐわない。「精神科の病気を持った家族」というような一般化も避けなければならないのだ。

以上を忘れないようにしながら、私は、精神科の病気と家族を考え、日本の家族の現況を思い描いた。

同僚によると、私のカルテは、はじめのところに一頁全体を使い家族構成・家族の系統樹が大きく描かれているので、すぐに私のものだと分かるという。

そのひとの母方・父方双方の祖父母、おじ・おば、いとこを並べ、それぞれがどのような人であったか、どこに住み、どのような仕事をこなし、患者とどのような心理的距離にあったかを聞いてある。あとで追加の書き込みも出来るように大きなスペースをとる。

七十歳を超えた人にそこまで聞くとは限らないが、それでも家族の思い出を出来るだけ聞く。生まれ育った家族での喪失体験が、数十年の歳月を超えて、うつ病の底流となっている人もいるのである。

家族の「歴史地図」が一頁に収まり切れない「人生」はしばしばある。また、本人がまだ二十代であるのに、父や母の兄弟の数を言えない人もそれなりに多いことにも気が付く。おじ・

おばに、生れてこの方ほとんどに会う機会がなかった人、あるいは、父方と母方では親戚づきあいがまったく異なる人は多く、そのような場合は、たとえば、父方のおじ・おばとは生まれてから数回も会っていないということになる。

空気の稀薄な家族、緊張の高い家族、家族というのはつくづくひとつひとつ異なった歴史を秘めながら生成を繰り返してきたのだなと実感する。

私はいつも思うのだが、影響を受けた、あるいは自分の理解者としておじ・おばを語る人は多いが、自分の姪・甥を熱心に語る人はずっと少ない。やはり、幼少時に受けた記憶の強さなのだろうか。

私たちの家族への記憶というのはどうしても、「先祖」の方向へ遡るものらしい。

年月が経過した後でも、相手の話を聞きながら、この、カルテの冒頭部分に戻り、確認をすることが多い。そうしていると、家族の逸話、幼少期の経験を聞きながらでも、それがどのような家族の雰囲気のなかで起こり、どのような心理空間で経験されたものであったかがより濃淡のある「被写体深度」をもって伝わってくる。そして、患者が味わってきた、その空間と時間をともに考えようとする。

このような習性は、もちろん私に限ったことではないだろうが、私は家族への拘りが強い臨床医であると思う。家族の影響が臨床像の変化にまで強く表出される、アルコール依存症と摂食障害に関心を持って診てきた私自身の歴史もある。(「家族の影響」というときには、家族からの影響だけをいうのではなく、むしろ本人が家族に対して持った記憶とその残像を指す)

別のいい方をすれば、家族に関心が強かったために、私はアルコール依存症と摂食障害に没入してきたのかも知れない。

そうでない例が山ほどあることを承知して、すなわち、極めて粗略な捨象をしてしまえば、アルコール依存症においては夫婦の関係が問われ、摂食障害では親子の関係とその背後にある夫婦の関係が問われる。本書でも強調したように、ここでいう「関係」は病気の発症に関与する因果関係という意味では決してない。

子どもを持たない人々へ偏見を持つことはしたくない。子どもがいるということを人生のなかで絶対化したくない。自らの子どもがいるか否かで人生観がまったく裏返しになってしまうとしたら、その人の人生観は、やはり生きる上での孤独に耐えないのではないだろうか。

にもかかわらず、私が自分の子どもを持たなかったならば、今日のように摂食障害の回復援助に努力を傾けたか自信を持たない。また、私の関心が、アルコール依存症から摂食障害に重心を移してきた背後には、子どもを持つに至った私自身の生活の変化があったと思う。それは私自身の限界である。

アルコール依存症に対しては、もちろん関心を失ったというのではなく、距離をおいて見られるようになったというのが正しいかも知れない。

子どもがいるがゆえの孤独、家族をもつがゆえの孤独、家族の中にいることとの孤独、それらが「家族の孤独」としてここ十年であろうか、家族問題に関心を持つひとの間で頻繁に語られてきた。

私はそれらの議論に鋭い視点を見いだすが、それでもやはり、「家族の孤独」とは、人が家族に求める「孤独からの解放」の強さの反作用なのではあるまいか。私もまた、家族に「孤独からの解放」を求めてきた人間かも知れない。

ここにも、私なりの偏見と限界があると思う。

人類は「社会主義」を葬りつつあるが、家族は葬られずに、生きのびている。それどころか、ますます、人間の持つ幻影の棲み家となっている。

つい、三十年前には、「家族の解体」という言葉が飛交ったが、いまはどこへいったのだろう。

第一章「摂食障害と家族」、第二章「アルコール依存症の経験」は、題名の示すとおりである。家族という視点からだけではなく、この二つの病気のどこが相似形であり、どこが相似を外れるかを考えてくだされればと思う。

第三章「日本の家族の風景」では、日本の家族のなにが問題なのかを考えた。ひとつの家族に問題が発生したとき、病者を抱えたとき、その家族への接近は日本の家族の歴史と置かれた現況を知ることなしに、出来ないと私は考えてきた。

日本の家族総体の問題を考え続けてこそ、その一部に発生した、病者とその家族の問題も位置を与えられる。病者とは、神が存在しない限り、仮の名であり、病者でないものと切離された存在ではない。

2 摂食障害を考える

家族への眼差し

一　摂食障害になると

摂食障害とはどのような病気なのだろうか。拒食症と過食症に分けられているが、後に見るように、同じ病気の表裏・別の段階と考えられなくもない。

拒食症　拒食症は食事量の減少もさりながら、活発に動き回り、エネルギーを消費して体重を減らす。周囲から見れば皮膚の血管が浮き出て、押せば倒れそうになっても、「まだ太っている」と主張し、自分の異常さを頑として認めない。しかし、体重が極端に減少すると、生命の危機を感知した周囲の誰かが動き、医療の介入がなされる場合が多い。治療を繰り返しながら回復を目指すのだが、中には、極端な栄養不良、不整脈で死亡する例もある。

拒食は宗教儀式にもあるように、ひとつの強靭な意志を必要とする。ただし、儀式としての拒食がここで話題にする拒食症と次元の異なるのはいうまでもない。また、オリンピックの陸上女性選手を見て、拒食症の祭典ではないかという人がいるが誤解である。選手は自分が痩せていることを自覚しているし、人生上の目的を持って（それが他人から見れば大した意味もないオリンピックであるにせよ）体重を減少させるのと、体重減少が自己目的のように変容してしまう拒食症とは次元の異なる空間である。

また、陸上のコーチから「もう少し体重を落とせないか」といわれたのがきっかけでダイエットを始めたとか、友人に「太っている」といわれたのがきっかけで食べなくなり、拒食症になったと考えている人がいるが、少し違う。普通の人であれば途中でやめてしまう。続けようにも続けられないダイエットをすること自体は、すでに病気が始まっていることを示し、極端なダイエットは病気の原因ではなく、症状なのである。これから述べてゆくように、拒食というような自らの身体を舞台にする「病気」（この表現はあまりしっくりこない。その理由も第三章で述べる）にはそれなりの準備期間があるのであり、決してある日の友人の発言を境に急に起こるのではない。

拒食を続けているとあまり空腹感を感じなくなるとはいうが、体重を減らし続ける人たちを見ていると、やはり強い意志を感ずる。経過としては、普通の食生活に戻る場合と、これから述べる過食に転ずる場合がある。

過食症　過食症になると、拒食と反対に見かけは大量に食べ物をとる。それも一定の時間内に大量の食物を胃袋に入れないと気分が収まらない心理状態である。お腹がぱんぱんに膨らむまで過食する。過食の人はほとんどこの無茶食い binge eating を経験している。binge eating とは続けさまに飲食することであり、気晴らし食いとも訳されるが、要するに自分でも収拾のつかなくなった事態である。

さて、過食の人も太ることを怖れる気持ちは共通である。したがって、過食したあとに下剤を用いて下痢を誘発させ、体重を増やすまいと努力を重ね、それでも不安が高じると、食べた直後に吐くようになる。胃の中に一時に大量の食物を入れないと気がすまない、ところが同時に、胃の中に少しで食物があるときがすまない、そして吐くという、一見矛盾した行動をとり続ける。

食べ過ぎて何となく吐いてしまったという人もいれば、喉に手を入れて吐き始める人もいる。一度吐くことを覚えると、これさえすれば過食しても体重は増えないとのかりそめの安心に結びつき、ある意味で慢性化する。この場合、過食と吐くのはワンセットである。吐きたいから過食すると語る人も多い。

過食だけで吐いた経験のない人もいる。その場合、過食の後は極端に食べない――ほとんど拒食に近い――生活をして太らない努力をしている。アルコール依存症の人で症状が進んだとき、大量飲酒と全く飲酒しない（出来ない）時期を交互に繰り返すようになるが、これと似て過食と拒食を繰り返すようになる。

歴史的には拒食症より遅く出現し、発症年齢も遅い。小学生の拒食症は日本でも珍しくなくなってきたが、過食症となると、やはり高校生以上が多いと思う。

このように拒食症も過食症も太ることへの極度の怖れがあり、そのため自らの食行動を周囲から見れば異常なまでに「自然に任せない」自己ルールを敷いている。拒食から過食に転じる例の多いことでも理解されるように、過食も拒食も同じ病理（病気の理由）があると考えられるようになり、現在は「摂食障害」、英語でいえば、eating disorder と呼ばれるようになった。

拒食から過食へ　かつての主流を占めた拒食症の人は減り、食べ吐きの人が増えているのは世界的な傾向である。私が日常の診療で出会うのもほとんどが過食か食べ吐きの人である。

日本でいえば、拒食症は一九六〇年代から報告が相次ぐようになったが、過食症のほうは一〇年、二〇年以上遅れて、臨床家に広く知られてきた。

その背景には飽食の文化もあるだろうが、行きどころの見えない日本の家族の「慢性化」が潜んでいるように私には思われる。過食・食べ吐きは慢性であり、日本の家族も行く手の見えない、ひとつの慢性化を歩んでいると思う。それは第三章「日本の家族の風景」で触れる。

二　アルコール依存症の経験から

私の勤務する病院では一九九九年六月、摂食障害の家族が集う会を始めた。「マーサウの会」といい、北米大陸の先住民族、ホピ族の守護神の名前を借りた。彼らは武器を持たず、戦闘を好まず、大地との共生を信じる強い姿勢で知られる。

そのときの案内がある（次ページ参照）。摂食障害本人は入らず、家族だけがゆっくり話し合うスタイルをとっている。そこで話されたことは外部に漏らさない約束である。摂食障害の本人、つまり身内にも話さない約束である。もう百回を超えた会は、私たちの摂食障害の治療になくてはならないものになっている。

アルコール依存症と家族

マーサウの会――摂食障害家族の会（住吉病院）

発足のお知らせ　1999.6

元気だった子どもが最近になって急に痩せてきた。他に変わったところはなく、原因も思い当たらないのに急に食事をとろうとせず、体重の減少をひたすら望んでいるかに見える。

もしかすると『拒食症』になったのだろうか。

近所のスーパーにいって甘いものをたくさん買い込んでくる。一気に食べたかと思うと、どこかで吐いているらしい。『過食症』なのだろうか。

子どもに話しかけても期待する答えは返ってこず、親の不安は募ります。子どもを愛する分だけ、戸惑いが膨らみます。

私たちはこのような相談を数多く受けてきました。医療機関として個別のご相談をしていますが、親同士の話し合い・経験の分かち合いと交流が互いの不安を少しでも楽にさせ、希望の見つかることがあります。

解決方法がわからず、あるいは子どもの『症状』がすぐに改善しないときにも、まず親の気持ちが安定することの大切さが知られています。

親同士の交流と経験の分かち合いを目的として、〈マーサウの会〉を作ることにしました。

マーサウは北米大陸の先住民である、ホピ族の守護神です。ホピは武器と戦争を嫌い、子どもの出自による差別を知らず、大地との共生を伝える人々です。

将来的には親だけの自助グループになるかも知れませんが、当面は住吉病院から数名の医療者が参加します。

参加資格は、家族・友人が摂食障害（拒食・過食・食べ吐き）で悩んでいる方です。

ここで話されたことの秘密は守られます。ご参加をお待ちします。

私たちが家族の会を立ち上げたのにはアルコール依存症の経験が影響している。私たちの病院はアルコール依存症に長い経験を持つが、家族会はその治療の要でもある。

アルコール依存症はしばしば家族の病いといわれる。だが、この表現は実に多くの誤解と悲劇を生んできた。その典型例が、「アルコール依存症を生む妻」とでもいうべき表現であり、つまり、「妻の対応が悪いから夫がアルコールに走り、ついには恥ずかしきアル中になった」というものである。換言すれば、夫の機嫌の取り方がいけないという非難であり、このような非難に苦しんできた妻に私はたくさん会ってきた。

「アルコール依存症は家族の病気である」というのは、ひとりのアルコール依存症が誕生すると、周囲の家族は本人の飲酒をやめさせようとして、熱心であればあるだけ本人との争いに巻き込まれ、家族全体が正常の機能を果たし得なくなるという意味である。家族の対応が適切でないとアルコール問題の解決は長引く。それも事実である。だが、それはあくまでも、病気への対応が専門家から見れば残念だったということであり、妻が夫をアルコール依存症に仕立て上げたのではない。妻は懸命の努力をしたが夫のアルコール依存症の進展を止められなかったのであり、この家族への共感なしにアルコール依存症そのものへの接近も成立し得ない。

しかし、アルコール依存症の発症因子ではないとしても、家族の対応があまりに「無防備」であるため、アルコール依存症者を取り巻く家族全体が軋み続ける家のようになってしまうことは多い。アルコール問題が一旦こじれると、仕事がおろそかになる、暴言・暴力なども出現してくるため、状況は深刻化する。アルコール依存症を持つ家族が真剣に取り組まざるを得ない理由がここにある。

しかし、家族の中でひとりでも、しっかりとアルコール依存症を理解し、先に述べたような罪責感から逃れ、適切な対応を始めると、アルコール依存症の本人には驚くような変化が生ずる。ひと言でいえば、本人が飲酒によって引き起こした事態（だいたいは失敗）の後始末にばかり、家族が心を砕くのをやめ、アルコール依存症の理解を求め、事態の深刻さを考えられるように、家族全体が動くことである。このようにすると、どのような薬よりも、いかなる医師の説得よりも、しっかり腰を据えた家族の暖かさが本人を立ち直らせる。

アルコール依存症の治療自体がこのような家族への接近を重視して発展してきた歴史がある。アルコール依存症は「否認の病」、つまり「俺はアル中なんかじゃない」と強弁するといわれるが、私の経験では、本人が否定していても、家族がしっかりしていれば、ほとんどの場合道は開かれる。それほど、アルコール依存症の回復に家族の理解と応援は要なのである。

これは摂食障害の治療にあっても大いに役立つ知恵であった。

機能不全家族とアルコール・摂食障害

「機能不全家族」という言葉が一時はやった。アルコール依存症の家庭において、多くの場合、父親だが、ひとりのアルコール依存症者が病的な飲酒を続けていると、父親は飲んで暴れる以外に影が薄くなり、母が必死に一人二役で稼ぐあまり、余裕もなくなり、一家の雰囲気は殺伐とする。母は、あてに出来ない夫の代わりに何かと子どもを頼るようになり、子どものほうも自分が一家の相談相手となるなど、父の代役を務めざるを得なくなる。こうしていると、子どもは子どもの立場でいられるという意味での世代分化がなくなり、妙によい子で親の気持ちが分かりすぎてしまうようになる。

家庭というものに不信感を持ち、早々と飛び出す子どもも出てくるだろう。

このように、もともと家族に備わっているはずの機能が果たされなくなった家族を機能不全家族と呼んだ。機能不全家族の代表がアルコール依存症の家庭であり、そこで育った子どもで、将来問題を抱えるようになった人をＡＣ、アダルト・チルドレンと呼ぶ慣習も医療界以外にまで広まった。

もちろん、アルコール依存症の家庭に育った子どもがすべてアダルト・チルドレンなのではなく、精神的な問題を抱えるというのでもない。他の人と何ら変わりない生活を送っている人がほとんどといってよいだろう。ただし、肉親のアルコール問題に苦しんだ子どもは世間一般の想像をはるかに超えて多く、アルコール依存症が世代を超えて及ぼす影響を「告発」した意味は大きかった。そして、アルコール依存症の家庭で育った子どもにしてみると、自らが幼いときから抱えてきた精神的な問題がアダルト・チルドレンという形容で了解できることは、彼らにとりひとつの安堵感でもあった。だからこそ、ブームのようにこの言葉は広まったのだった。

摂食障害の家庭を見ていると、父、あるいは祖父の飲酒問題が影を落としていることが実に多い。二、三割に及ぶといってもよい。アルコール依存症の発症率（数え方により大きく異なるが、人口の一％弱、現在の日本でいえば百万人弱）を考えても非常な高率であることが分かる。

もちろん、摂食障害の発症に先行して、その家庭のアルコール問題は存在している。家庭内暴力の家でも親世代のアルコール問題にしばしば出会う。それほど、日本におけるアルコール問題は、家族内葛藤の主役であり、アルコール依存症という疾患の負の影響力であると思う。

アルコール依存症も、摂食障害も、病的な習慣をやめられなくなった状態だとして、「嗜癖（アディクション）」と呼ぶ人もいる。同じ種類の病気だというわけだ。

だが、私には、アルコール依存症とそこからくる家族緊張は、摂食障害の下地ではあっても、二つが同じ種類の疾患とは思えない。また、アルコール依存症に一定の家族背景を発見することは難しく、先に述べたアルコール依存症の家族の特徴と考えられていることは、みな疾患の結果であっても、背景ではない。

ただ、アルコール依存症も家族にとってのひとつの挫折である。

私が摂食障害の治療に取り組んだとき、あらかじめ家族への接近を決めていたのではない。家族システム論を学び、その応用として家族会を開き始めたのでもない。患者さんの話を聞くうちに自然とそうなった。私には男性の摂食障害の治療経験が少ないので、この本では「彼女」と呼ばせてもらうが、彼女たちの話を聞けば聞くほど、家族の問題に行き当たり、家族の協力を得ながらの回復の大切さを学んできた。

三　摂食障害の家族の風景

母の愛情不足という誤解・家族が原因なのではない

あらかじめ断っておかなければならないが、私は摂食障害という病気の発病原因として家族を俎上に載せるのではない。

再び、アルコール依存症との対比で語るなら、「母子関係のゆがみ」、あるいはより直截に「母親の愛情不足」が摂食障害を生むとの説が一部の臨床家から主張され、今日でも影響力を持っている。だが、このような事実は少なくとも私の臨床経験からは導き出されない。それでなくとも、育児の責任を一方的に負わされている日本の母親たちは、自分の愛情が不足だったのだから、これからもっと愛情を注げば我が子は回復すると信じやすく、信じ込まされやすく、その傷を癒すどころか深める形で、ますます孤独な母子関係に集中し、蟻地獄が深まるのである。

「親子関係とは夫婦関係である」――そう私は考える。これから述べてゆくように、摂食障害の家庭に限らないのだが、親子の関係がしっくりいかないのは夫婦、つまり両親の間で意志や感情の疎通がしなやかでないからだ。

児童虐待の一例を考えてみただけでも分かるではないか。子どもを叩いてしまう母は必ず、夫から虐待され、あるいは夫の無視が潜んでいる。夫婦が和やかな対話をしながら子どもを虐待することはあり得ないし（あり得たらそれこそ深刻な人格障害の夫婦である）、夫婦関係から独立した親子関係など理論上も経験上もあり得ない。このことを理解しない臨床家が、「母親の愛情不足」などと語って、無用な犯人探しをしている。

私たちの前に現れるのは既に摂食障害の人を抱えてしまった家族である。したがって、現在の家族像は子どもの病気を巡っての家族間の葛藤が入り込み、複雑化している。それでも、本人の話を聞いてゆくと、その家族の歴史が少しずつ浮かび上がり、家族の中で苦しんできた歴史も見えてくる。繰り返していうが、そのような家族の歴史が病気の原因だというのではない。

そうではなく、家族の光景と歴史を丹念に聞いてゆくと、本人の苦悩が浮かび、それを家族とともに考え得てゆく作業がいつの間にか、本人の回復につながる経験的事実をいいたい。

諦めの支配

摂食障害の人の家庭を聞くと、「両親はよくけんかしていました」という。けんかの理由は父の飲酒であり、家族の団欒より仕事を優先し、あるいは外ではつきあいがよいのに、家庭に帰ってはテレビを見るしか家族との時間を持たない父であるかも知れない。当然だが飲酒が問題なのではなく、飲酒のために妻の相談に乗れない状況がけんかのもとである。

父・祖父のアルコール問題の深刻さは既に述べたが、診断からいえば、アルコール依存症とはいえず、アルコール乱用、つまり、不適切な飲み方を繰り返している段階の人も多いのだが、家族から見れば困った飲酒行動であることに変わりない。家族にすれば困ってはきたが、既に諦めという形で処理している場合もあれば、他の葛藤に隠れてしまっていることも多い。だが、共感を持って聞いてゆくなら、父（たち）の飲酒がいかに家族関係を歪める深刻さをもたらしていたかが見えてくる。

アルコール問題に関心の薄い臨床家と関心の深い臨床家で差がでてしまう点のひとつである。夫婦げんかのない家は稀だろう。諍いのない家庭はお伽噺である。けんかをするのは相手を諦めていないからである。相手を理解するためにけんかが必要なときすらある。

私の北国の知人で、両親のけんかの派手な家があった。怒った母が空のビール瓶を雪の積もった庭へ投げる。春になると、幾本ものビール瓶が庭から出現し、家族中で大笑いになるという。このようなけんかは後腐れがなく、健康でもある。

だが、同じテーマで繰り返されたけんかが常に不消化のまま残り、やがてどちらかが諦めを学ぶと（ほとんどは妻なのだが）、家族の中にひとつの諦念が生じてくる。

「少しはうちのことも考えてちょうだい」と訴えていた妻も沈黙を選ぶようになる。だが、その沈黙は快い沈黙ではなく、棘《とげ》を含んだ沈黙である。子どもには必ず伝わる。

ここで語ったように、私が耳を傾けてきた家族のけんかは昔話であることが多い。現在形ではない。だが、過去形だからもう済んでしまったことにはならない。

諦めた側には不機嫌が残り、諦めさせたと思う側にも不機嫌を日常的に見ざるを得ない不愉快さが残る。子どもの視点からは父の無責任、母の不機嫌となる。摂食障害の人はこの辺を実によく観察している。諦めの支配するようになった家庭は必ず緊張感を孕むようになり、子どももはそれを肌に感ずる。

どちらの気持ちも分かる

ここで、子どもが父を完全な部外者として無視してしまえば、それなりに子どもは心を決める。しかし、私の出会ってきた摂食障害の人の多くは、ここで父を切り捨てなかった人たちである。父は悪い、卑怯でもある。だが、心の片隅で父をかばう気持ちもある。父は多くの場合、家計を支えている。そこへの感謝を忘れることは幼い子どもにも出来ない。

アルコールを飲んでは憂さを晴らす父かも知れず、嫁姑の諍いに見ぬ振りを決め込む父かも知れない。しかし、娘の心中でどこか、父も可哀想だとの心情が働く。気性としては父親に似ている場合がかなりあり、このときには娘はさらに辛い立場となるだろう。

ある時まで優しかった父親が、いつしか酒を飲んでは家庭の雰囲気を悪化させ、かつては穏和であった母が機嫌の悪い日が増えてきた場合にはどうなるだろう。

父の心情を汲むことは簡単には許されまい。道義的にいっても母が正しいのであり、母の不機嫌はやむを得ない。だが、やむを得ないと知っても母の不機嫌は子どもには辛いのである。その理由が理解されるだけかえって、母に苦情を伝える申し訳なさには耐えられない。

二人の味方は同時に出来ない。二人が仲良くしてくれればよいのに、何とかならないものか。胸ふさがれる想いとはこのような心境だと思う。

親子げんかのなさ

夫婦げんかの多さを述べたが、摂食障害の人に聞くと、親とのけんかは逆に経験が乏しい。「治療者とは、患者より一歩でよいから心の余裕のある人でなければなるまい」（中井久夫）。これに倣えば、親とは常に子どもより一歩、余裕を持ってことに臨む力量が求められる。これは当然ながら子どもを相手にしないことではなく、見下すことでもない。親の率直な感情をぶつけつつ、なお経験を積んだ親のゆとりを持つ必要をいいたい。

子どもにとって親とのけんかは、幼い頃であれば、最後までは自分を追いつめない相手であり、倒そうとしても倒れない強さでけんか相手をしてくれる人でもある。そもそも、幼い頃の親子げんかは親に当たる側面が強いのだから、けんかというよりぶつかり稽古と呼ぶ方が当たっているかも知れない。どのみち、ここで述べたような安心感がなければ、子どもが親を力一杯叩き、泣き叫ぶことは出来ないだろう。

親とはそもそも子どもに当たられることで子どもの成長を見守ってゆく人であるだろう。治療者が患者に当たられるのを感謝こそすれ、不快に思わないのと同じと思う。

少し長ずれば、親子げんかは親の限界、衰えを知る機会となる。「このくだらない親父」と思いつつ、育ててくれた感謝と相手の衰えの悲しさが交錯するであろう。

親に当たれない（なかった）、親子げんかが思い切って出来ない（なかった）理由は二つ思いつく。ひとつは相手が怖すぎて、とても不満などいい出せる雰囲気ではない家庭である。もともと不機嫌な親にさらにけんかを売るには子どもながらに勇気がいる。

摂食障害の人に聞くと、まず「父は怖くてほとんど会話をしてこなかった」といわれるときがある。逆に少数ではあるが「母は怖くて話出来ません」という人もいるから、つまりはどちらかの親は怖いらしい。

もうひとつは親子げんかであれ、不満であれ、これ以上、家族の中に波風を立てると、自分の棲む家庭そのものが壊れてしまうのではないかとの怖れを子どもが持ったときである。不安定な家族にこれ以上の嵐は嫌だと思ったとき、子どもは沈黙を選ぶ。

非行というのか・非行は多いのか

何ごとにも絶対はなく、支配的な父親の君臨する家でも、大いに反抗する子どもはいる。「こんな家に燻《くすぶ》っていられるか」と早々と家を飛び出すかと思うと、「非行」に走って親を存分に痛めつける。

そこでひとつの自己表現を見いだし、摂食障害のように自己の肉体には向かわない。あるいは一〇代で結婚し、原家族との責任関係をさよならにする。「非行」や「一〇代の結婚」（一〇代の結婚を一般化など出来るはずはないが！）が原家族との縁切りではなく、複雑な反抗の形式であることは承知で以上をいいたい。

摂食障害の子どもは家に残り、この家庭を何とか建て直したいと考え、しかし、所詮子どもだけの力で出来る相談ではなく、傷ついている。アダルト・チルドレンの分類でゆけば、家の建て直し派である。

摂食障害に万引きが多いとの報告もあるが、過食衝動の一環として思わず盗むことはあっても、非行の一形態として行っていることは少ないと思う。

むしろ、過食の金に困って、親の財布からわずかの金額を掠め、自分でも持てあますようになってしまった。「でも、この病気に、親が気づいてくれるのを待っていた」少女の思い出が私には強い。

本人に非行への傾斜感覚を問うてみると、「考えもつかなかった」と答える人がほとんど全員であり、他の臨床家とはずいぶん経験が異なる結果かも知れない。

いわゆる非行はむしろ摂食障害本人の姉妹兄弟に多いというのが私の経験である。はっきりと頭にきて親を見限る意思表示を鮮明にして「非行」を敢行する。きょうだいを見渡すと、生まれ育った家庭に早々と見切りをつけ、結婚して家を出るとか、その人なりの片を付けているのである。

思い切りがよいといってしまえばそれまでだが、その人なりに苦しんで原家族を離れ得たことになる。摂食障害の人はそう簡単に家庭をあきらめてはいない。あきらめずに、家庭の機能を回復する手だてはないかと悩み、苦悩している。

触れてはならない話題

家族の中に沈黙が支配してくる過程についてては既にいくつかの理由を述べたが、家庭内に「そこには触れない」タブーが存することもある。

「そういえば、私の家には、誰もが知っているが話題にしてはいけないことがあった」と回想する人がいる。突然亡くなった祖父の自殺かも知れないし、ある日の母の不倫かも知れない。家族全員が事件の存在を知ってはいるが、誰がどこまで知っているかは互いの秘密であり、封印されている。子どもが記憶に留めていることも誉められはしない。

こんなタブーもある。

大好きなおばあちゃんがいた。昔話が得意で、勉強しろともいわず、学校から帰ってくるといつも笑顔で迎えてくれたのもこのおばあちゃんだった。ところが、このおばあちゃんが食器を洗うと、母が必ず洗い直す。母が祖母を嫌う理由も分からないではないが、やりすぎかなと思う。しかし、そんなことをいえば母は不機嫌になるに決まっている。母は毎朝の弁当を作り、自分を愛してくれているし、なんといっても母だ。

祖母の味方をしてはならない。母の前で祖母を褒めてはならない。反対に祖母と母の仲の悪さをいってもいけない。父にも相談できない。家の外に漏らしては尚更いけない。実は家の外の人も知ってはいるのだが、話題にしてはならない。

アルコール依存症ばかりを取り上げるようだが、父のアルコール問題が家族内でタブーであり、友人の誰にも打ち明けられなかったケースは多い。統合失調症の人を家族内に抱え、家族が否応なしに緊張することもある。それが誰かに相談出来ればよいが、「家族内で守らなければならない秘密」との暗黙の了解があると、子どもは誰にもいえない。そんなとき、自分の摂食障害に気がついたとしよう。「摂食障害は精神科の病気らしい。でも、この家からまた精神科の病気の人が出たと知ったら、父と母はなんというだろう」

彼女は病気を隠すだろう。自らの病気が新たなタブーであることを知り、家族の協力を求めるのとは反対の方角に向かうだろう。

ここでひとつ付け加えたいのは、私が語る家族の風景は日本の家族だという点である。米国人の書いた回復の手記を読み始めると、私は必ずといってよいほど途中で挫折する。家族の光景があまりに異なり、共感が追いついてゆかないのである。

日本の家族にもいろいろあるのは当たり前だが、私の経験から日本の家族にほぼ当てはまりそうなことを書き、考えることが有効そうなことを書いてきたつもりである。日本の家族の歴史と伝統、長所と弱点を知らなければ、摂食障害の家族にも近づけないと私は考える。

この節を終えるに当たって、二つを書き加えておきたい。

ひとつは母なる存在と父なる存在の埋めがたい差である。私は摂食障害の親とその娘と話していてしばしば思う。母という存在は、たとえ娘と気が合わなくとも――そのように語る母と子が結構いるのだが――はやり、ひとつの「絶対」である。母に理解されたい、愛されたいという気持ちは、父に対する感情とはまた別次元のようだ。そして、気が合わなくとも母は最後には自分を見放さないだろうとの実感をどこかで保持している。

母にしてみると、かなり気の折合わない娘であっても最後は自分がこの子を見るという覚悟があり、それが結局本人を支え通す。

これに対し、父はたとえ、摂食障害の子どもと気が合うとしても、そしてときに母以上に子どものよき理解者であっても――ここでもまたそのように語る父とその娘に結構出会うのだが――どこかで子どもとの距離を詰められない存在らしい。そして母と異なり、父はどこかで自分を見放すという感覚を保持しているように思う。父もまたそれを覚悟しているかに見える。

例外はもちろんあるのだが、以上のような傾向を感じてきた。

そして、この性の落差は摂食障害以外の家族にも当てはまりそうに思う。また、この感想は子どもの発達途上において、その子が親と同じ性であるか否かによって、根本的な葛藤の差を措定し、同性の親子の永遠の対立構造を示唆するフロイト流精神分析への違和感となっている。もうひとつの感想は、肉親の死の多さである。私の経験では摂食障害の人の一割まではいかないが、思春期までのその人を愛し、ときに愛の名のもとで支配し、ともかくも影響の強かった肉親の、その人にとっては突然ともいえる死に遭遇している。

私の知り得た範囲だが、一般人口に比べ、両親のどちらかを思春期に失った人は多い。その衝撃が摂食障害に限らず、思春期以降の「病気」の素地になる可能性は否定できないだろう。

四　摂食障害は病気か

なぜ食（の異常）なのか

摂食障害は現代の病気である。一七世紀の西洋に拒食症が既に存在したとしても、それはあくまでも「そういう人がいた」というエピソードであって、ひとつの集団として社会（医療）が対象にせざるを得なくなるのは第二次世界大戦終了後のことである。

飢餓の恐怖に包まれた時代に今日対象とされるような摂食障害は考えられない。拒食症は、食物がいくらでも入手しうる状況でこそ、その拒絶としての意味を持つのであり、もともと食物の不足する状況下では症状としての意味をなさなくなる。

より遅く、米国でも一九七〇年代以降に集団現象化した過食症については、摂食行動そのものの慢性化と捉えることが出来るだろう。その点からは拒食症に遅れて出現する道理である。

アルコール依存症は古代からあったが、社会現象としてのアルコール依存症の集団としての発生は産業革命後の高濃度アルコール大量消費時代を待たねばならなかった。

それでも、飽食の時代にこそ、摂食障害が現れるとしても、なぜある人々だけが摂食障害になるのかという疑問は残るだろう。この種の疑問は常に「研究者」の関心を惹き、摂食障害者を抱えた家族の疑問でもある。

「同じく育てたのに、なぜあなただけが拒食症なんかになるの」と。

「なぜ食行動の異常なのか」の問いに帰るなら、本人がどこまで自覚的であるかは別として、自己の肉体を苛《さいな》む表現であると答えたい。拒食・過食ほど、自己の肉体を曝す行為はない。人間はそこまで自己を曝して病気になりうると考えれば、私はなぜ、他の障害ではなく、食行動に出口を見いだしたかにもう答えている気がする。

生物学的精神医学の限界

私は生物学的精神医学を否定するのではない。摂食障害の人の脳内の異常が論文化されることがあるが、現在のところほとんどすべてが、食行動の異常を重ねた結果を見ているだけである。それでも、摂食行動の異常になりやすい人にはそれなりの生物学的素因がある可能性を理論的に否定することは出来ない。

近い将来、摂食障害になりやすい遺伝子が発見される可能性も否定しない。だが、その人々は摂食障害だけを起こしやすいのではないだろう。なぜなら、人類の歴史から見れば、ほんの一こまである、わずかここ数十年の間に急速に増加した人々のうちに、それだけ短期間に遺伝子レベルで、摂食障害だけを起こさせやすくする変化が生じるとは考えにくいからだ。

ある状況に対する反応の仕方として、素因の共通する一群が想定され、その反応の仕方がたまたま現在は摂食となっている可能性はある。だが、その人たちは別の特性も併せて持っているだろう。それは敏感さかも知れず、素直さかも知れない。

遺伝子が性格に大きな影響を及ぼすことが分かっている現在、その可能性までを否定は出来ない。ただ、繰り返すが、摂食障害とはその人の持ついくつもの特徴のひとつなのである。

困るフロイト

生物学的要因説の対極には、フロイト流の小児・女性発達仮説と食行動を結びつける志向があった。摂食障害が女性性の拒否であるとか、成熟拒否だとする誤解によってどれほどの人が傷ついてきただろうか。フロイトにとって女性の正常な発達とは性的にも受動的な女性性を受け入れることだったのだから、未だにこれに基づいて摂食障害を語る人は信用できない。私は、性的成熟を拒否する摂食障害にひとりも会ったことがなく、私の出会ってきた人々はお洒落を楽しみ、過食のあいまにデートをしている。

病気の渦中にあるときはそのような余裕は出てこないだろうが、それは自らの性を拒否しているのではなく、その気になれないだけの話である。

「生理が嫌だ」という人はいる。これは性成熟を拒否する言葉ではなく、自分を好きになれない——嘆きであろうと考えるのが真っ当ではないか。

狭義のフロイト流の精神分析解釈については、理論的にも経験的にも役に立たず、それを機械的に当てはめられたときに、そのドグマは摂食障害の人とその家族を傷つけてきたと思う。

自己肯定としての過食・リストカット

摂食障害は確かに食行動の異常が前景に立つ。診断基準も、食行動の異常に沿って考えられ作られている。しかし、だからといって摂食障害を食行動の病気とだけ考えてしまうのは、表面的であると思う。

しばらくつきあった摂食障害の人が語った言葉が記憶に残る。

「私にとって食べ吐きは自分をもっとも傷つけない方法だった」

その人はリストカットを繰り返していた。過酷な家族背景を持ち、死への希求に追いかけられながら、過食は自らを死から救う衝動だったのであり、繰り返してきたリストカットも、死なない自己、まだ死んでいない自己を確認する衝動であった。死んでいない自己を自らの身体を刻むことによってしか確認できない人の苦悩を考えたい。敢えて語るならば、リストカットは死への衝動ではなく、生きるための衝動である。

摂食障害の人が、回復途上で「気晴らし食いと食べ吐きが最高。絶対やめない」と語るときがある。それは自己肯定の大切な一歩であり、そもそも過食にもある種の能動性が含まれていたことを示唆する。

摂食障害の経過中にリストカットをするときがある。このようなときに、すぐ「境界性人格障害」などの病名をつける向きがあるが、表層的な理解であろう。上の文脈で捉えるなら、摂食障害とリストカットの共通（不）協和音を聞き取るのに困難はないと思う。

だからといって、摂食障害はなろうと思ってなれるものでは決してない。そこに病気、即ち人間が苦しむという意味での病気の側面があり、人間の自由意志に基づいた行動と捉えるのは違う。この点からも先に述べたオリンピックの陸上選手が摂食障害と呼べないことが分かる。ひとつ、あるいは幾つかの症状が病気か否かというのは、何を持って病気と考えるかという定義の問題である。摂食障害も、過食に苦しんでいる人がいる限り、そして共通の症状を持つ人がいる限り、病気と見なす考えは成立する。だが、摂食障害は決して受け身一方の病気ではない。外から細菌がやってきて、それに闘い破れて床に伏しているのではない。

現実の彼女たちは自己の行動を受け身な症状とだけ捉えられては困惑するであろう。これは回復期にはっきりしてくる。脳内の恒常性が破綻して無茶食いをしているのでもない。異常な行動ではある。しかし、そこに自分なりの説明がつき、回復してもよいと実感したとき、自ずと回復は始まる。

精神科の疾患の症状は苦しみをもたらす反面、どこかで自己救済の蛍光を放っている。統合失調症の幻聴ですら、一〇〇％の負ではない。それどころではなく、積極的意味を見いだす可能性を日本では北海道・浦河町の「べてるの家」の活動が明らかにしたと思う（『べてるの家の非援助論』医学書院ほか、多くの書籍、ビデオが存在する）。

摂食障害の過食は苦しいものであるが、それ以上の苦しみから自己を守ってもいる。

自殺について

摂食障害の人で「死んでもいい」と考えた経験のない人は少ないだろう。止めることの出来ない過食・嘔吐に苦しみ、将来が見えなくなり、死を考える。

先に述べた症状の肯定的な意味とは、ある程度回復してから、あとになって思うことであり、渦中では苦しいのは現実である。

「死にたい」というより、「このまま消えてしまいたい」「でも、自殺は怖くて出来なかった」と語る。

鶴見俊輔は、戦争中の軍役で、「上官の命令などで、人を殺さざるを得なくなったら、自分で死のう」と考え、青酸カリのカプセルを携行していた。自分の息子にも、「人を殺さざるを得ない状況になったら自殺する権利は人間にはある」と幼ない頃から伝えてきたという。

自殺は、それを〈絶対の悪〉と見る立場からはかえって防ぐことは出来ない。自殺も究極の選択としてはあり得る、人間として実行する決断があり得る――しかし、まだその条件が整わない、そう考えたほうが、死を悩む人の救いになると私は考える。

若者の死への衝動は、冒頭に述べた日本社会の行きどころのない慢性化が影響していると思う。さらにいえば、人類全体が緩徐な自殺に向っているのである。そこまで鉛錘をおろさずに、

「若者にとって死のリアリティーが稀薄になっている」といっても問題に響かないだろう。

人格障害という烙印

過食・嘔吐を繰り返している人が、リストカットをしたり、薬のまとめのみをすると、すぐに、境界性人格障害と診断をつける、つけたがる医師がいる。自己像が不安定で、見捨てられ不安が強く、葛藤が処理しきれないと、このような行動化に走るから「人格障害だ」というわけだ。摂食障害に境界性人格障害などの人格障害を合併する例がないとは思わないが、といってそれほどでもない。

最近は「私は摂食障害と人格障害です。前の医者にいわれています」と自ら申告する人が現れて驚く。

人格障害の診断をする医者が増えていることと、人格障害に対する否定的なイメージが薄いできた背景があるのだろうが、少なくとも、リストカットや大量服薬をしたから、直ちに人格障害だと決めてしまうのは、人格の可塑性を見ない議論であると思う。治療がほぐれてくると、人格の障害と思われてきたものも嘘のように消え去り、リストカットも全くしなくなる。人格というのはそう簡単に変るはずもないのであり、だからこそ「人格」というのだが、人格障害の症状がそう短期間で消えるのはおかしいとの普通の感覚が必要ではないかと私は思う。

むしろ、手荒な医療を受けてその反発に暴れたために、人格障害と断定されるなど、医療者への不信、医療環境の中で作られてきた「境界性人格障害」は多く、それは恨みの表現と見てとれる場合もある。また、境界性人格障害と診断されたがために、ある種の悪意で見続けられる人が後を絶たない気がする。

トラウマ（心的外傷）は無視できない

ただし、病因論についてひとつだけ留保をしておきたい。それは摂食障害からトラウマ（心的外傷）の意味合いを完全に払拭することは出来ないと思うからだ。米国精神医学会の診断基準であるＤＳＭをはじめとする、現在、精神科領域において流行の「操作的診断基準」は、疾患の原因、時間軸での成り立ちを問わず、ひたすら現時点におけるいくつかの症状の出現をもって診断してゆく方法であるが、ＰＴＳＤ（心的外傷後ストレス障害）はその唯一の例外として知られる。即ち、心的外傷がのちの病気を引き起こすと推定されている。

子どもに心理的な負荷をかけてしまう代表のようにいわれる、機能不全の家族や、そこに育ったアダルト・チルドレンを語ろうとすると、「機能不全でない家族などありはしない。病気を育った家族のせいに帰する、治療者と本人双方の甘えだ」という趣旨の反論がある。

完全な家族などありはしない。それは欠点のない人間のいないことと同義である。だが、機能不全の家族であっても、けんかの多い家族であっても、そこに流れる冷たさが異なるのである。親子げんかの項で指摘したように、摂食障害の人と話をしていると、家族内の関係に敏感であり、他の兄弟姉妹より深刻に受け止め、苦しんだ形跡が見える。家族全員が冷ややかなのではなく、冷たい流れがあり、そこに触れすぎてしまった辛さを背負っている。

私が摂食障害について心的外傷の後遺症の側面を忘れられないのは、傷について話すことが出来ないできた歴史を知るからである。他者に語られてきた場合の傷は、いくぶんか潜行と慢性化を免れているだろう。しかし、語られることの許されなかったトラウマは慢性化し、「症状」となって浮上することがあるだろう。

その意味では、過去の単一のトラウマを標的とするＰＴＳＤより、ジュディス・ハーマンらの主張する複雑性ＰＴＳＤのほうが、じわじわとくる外傷体験を的確に表現している。（『心的外傷と回復』、邦訳一九九六年）

「摂食障害や家庭内暴力の多くはこうした冷たい夫婦関係がいよいよ破綻するかというときに、あたかもそれを防止するかのように始まってくる。子どもの側の凄まじい問題行動が始まると、家庭内の問題点はそちらに移行し、これに翻弄される夫婦は相互の緊張を緩和するので、結果として家族は崩壊を免れることになるのである」（斉藤学『過食・拒食症とは何か』、ＣＩＡＰ出版、一九八九年）

私の経験からは、家庭内暴力や摂食障害は、たった今、崩壊の瀬戸際にある家庭（夫婦）よりも、破綻するかしないのかの問い自体が「慢性化」し、家族全体が休火山か死火山か見えなくなってから発生するように思う。潜伏期間と慢性化が必要なのではないか。

ＰＴＳＤについてはそれが脳内の持続的変化をもたらすことが知られてきた。とすれば、摂食障害の人の「発病前の」脳に何らかの変化があったとしても不思議ではない。しかし、それは摂食障害そのものの原因ではなく、ＰＴＳＤによる変化かも知れない。その可能性を捨てないことが大切だと考える。

五　摂食障害からの回復（１）家族とともに

摂食障害は回復する病気である。治癒と呼ばずに回復と呼ぶのは、元の自己に戻るのではなく、新しい自己を味わうからである。精神科に限ることではないのだろうが、ひとつの病いを得て乗り越えるのは、元へ戻るのではなく、文字通りひと山越えて、新しい風景を眼前に見るに似ている。断酒会の多くが「断酒新生会」と名乗っているのは実践に裏付けされた、回復の方法論でもある。

家族の歴史を振り返る・家族の風景を知る

摂食障害だからといって、特別な面接技法があるのではない。本人の話を虚心に聞き、幼時からの家族を含めた歴史を共感を持って聞いてゆくとき、自ずとその人なりの苦しかった歴史が見えてくる。

初めて会ったときから自己の生活史をよどみなく語る人もあるが、失感情症のようにこちら側の質問には最低限の事柄しか答えない人もいる。人さまざまであり、それでよい。ときに待つことがもっとも治療的であるのはどの病気でも変わらない。

もちろん、症状の歴史も聞く。自分の症状を誰が知っているのか、家族は摂食障害をどう考えているのか、そういうことを聞いてゆくうちに、家族の中での本人の立場、誰にどこまで共感され、あるいはどこで孤独を感じているか、家族が精神科にどのような感触を持っているかも少し見えてくるだろう。

症状を母には打ち明けていても、「父は知りません。知ったら驚くし、怒るでしょう」という人の多さにはいつも日本の家族の現状を感ずる。「父はうすうすは気がついているかも知れませんが、病気について話したことはありません」

病気の恐怖を放す

摂食障害に対し医学上もいろいろな見方のあること、その中で自分の考えていることを私は説明する。相手の状況に合わせ、過度の恐怖を呼び起こさないと判断した範囲で、私の経験してきた家族の光景を語る。摂食障害の家庭がけんかばかりの恐ろしい家庭と思われては困る。

摂食障害のどの家族にも当てはまる風景があるのではない。いま聞かせてもらったばかりの家族の風景に対し、心新たな気持ちで感想を述べ、かつ、私の経験してきた家族と重なる部分があれば、「意外ではないことも多い」とこれも率直に伝える。私は何よりも治療者の率直な感想が必要だと考えている。なぜなら、率直さを欠いたコミュニケーションの家庭が多く、本人も率直さへの怖れを持っているからだ。

かつての両親の諍い、諦めの支配、沈黙（タブー）の存在、親子げんかのなさなどのうち、ひとつでも本人がなるほどと思い、拒食・過食という症状よりも重たいことが、過去の話ではなく今もあり、仮に今すぐ症状が消えても、かえって困るかも知れないと心のどこかで得心がいけば、病気に支配された感じが少し遠のき、気分も少し晴れてゆく。

初回面接の日に家族が来ていれば、病気の説明をする。そのほうが家族全体にひとつの安心が生ずる。家族からの話をすぐに聞きたくなるときもあるが、それは当然ながら、本人の了解を得る。あるいは了解の得られる時期まで待つ。

精神科の病気は単純な原因では起こらない。いくつもの要因が不幸に重なり合ったときに、誰かに症状として現れる。そして、病気からの回復に、原因を探ることが有効とは限らない。安心して回復できる環境を整えたい、そのためには治療者も本人も家族も知恵を出し合う作業が必要なのだと。これらを本人と家族に伝える。

家族の登場

本人が、初めから治療者と家族の話し合いを望むのは、家族への期待が消えてしまっていないこと、この治療者ならすぐにも家族と話し合ってほしいと本人が咄嗟に判断した場合があるだろう。それだけで治療の滑り出しはいくらか楽になる。

反対に、治療者が家族と会うのを本人が非常に怖れる場合もある。親に知られたくない気持ちがあって当然であり、これまでに、治療者と親が衝突してしまった苦い経験を思い出しているのかも知れない。

家族がそれまでの治療者に不信を抱き、その繰り返しを怖れていることもある。いきなり、「おかあさんの愛情不足ですよ」といわれて傷を受け、そんなはずはないのにと思い悩む子どもと共に困惑してきた母のなんと多いことか。家族が納得していない治療は、思春期の場合、本人に不安をもたらし、挫折する。

初めは治療者と家族の対面を怖れていた人も、何回か話を交わすうちに、次の回には家族の誰に会ってほしいかを語るようになる。それだけの安心を待つ必要である。

家族といって、両親が揃っていれば二人のはずだが、「お父さんにもそのうち会いたい」と伝えるとまずびっくりされる。父親に来てもらうのは母親に比べ、何倍かの気力を求められる。「あなたを知るため、あなたの回復には父親の理解と協力もほしい」というと、反応は二手に分かれ、「絶対に病院には来ないと思います」という場合もあれば、「うちのお父さんは今まで医者にあったことはないけれど、先生が会いたいといっているっていえば、私のいうことは聞いてくれると思います」と、はっきり答える人もそれなりにいる。

こんな対話からも、それまでの父と子の関係が見えてくるのだが、次に述べるように、実際に来てもらうと、父のもつ雰囲気と子に対する心配ぶりが意外なことが多く、先入観を持ってはならないと反省する。

どちらにしても、回復に家族全体の理解が助けになる（必須ではない）ことは、どんな人にも説明すれば分ってもらえるし、そうしてきた。

日本の父親

日本の父親は子どもの重大事以外にあまり出番がなく、仕事とそれにまつわる（いい訳に過ぎない）つき合いで忙しい。このような父親不在現象を「母子カプセル」と呼ぶ向きもあるが、摂食障害や家庭内暴力で批判される母子カプセルを作ってきたのは治療者でもあったと私は思う。

仕事に忙しい日本の父親を平日の午後に呼び、来ないと嘆くのはどうかと思う。父親は一応、家庭の権威者である。男であることが多い医者に呼ばれて、自分の家庭について何をいわれるのか大いに緊張している。そもそも、子どもの日常をよく知らないのであるから尚更である。

来院する前の晩に妻から娘の病気を聞き、驚いてきたという父親もいる。

ここでも、本人に行ったのと同じ、病気の説明と私の考えを伝える。忙しい父に来てもらった感謝は述べるが、「母親の愛情不足説」だけは断固、両親と子どもの前で否定する。少し共感性に乏しい母親かなと思っても今日は治療者の胸にしまい込む。それでなければ忙しい父だけがまた得をしてしまい、母は救われない。

摂食障害が長引いていると父親も困っている。あくまで傾向だが、父親の代表的発言はこうである。「そのうち治る。食べ吐くなんておかしい。甘えているだけだから放っておけ。医者なんかに行く必要はない」

これに対し、母親は何冊かの本を読んでいる。「そんなことをいっても病気なんですよ。早く医者に診てもらえば治るって書いてあります。こんなに痩せてきたじゃないですか」と訴えている。

そのような両親を傷つけることなく、治療の協力者になってもらえれば、徐々にこちらの気持ちは伝わり、当初の警戒感（があったとして）も解けてくる。

治療者と家族が会うのは、もとより、同じ価値観、育児の考えを共有することではない。治療者の病気に対する考えを知ってもらい、「そういう方法もあるのか」くらいの了解が得られればよい。


本人に返ってみると、治療者が親と会うことは、本人が別の機会に家族への不満、さまざまな感情を語ったときに、第三者として、自らの印象を伝えることを可能にする。いろいろな父、母がいる。そうであって当たり前だが、私はともかく「あなたのお父さん（お母さん）に会えてよかった」という。それは、第一印象として、「困った親だな」と感じたとしても、偽らない私の気持ちである。本人が抱えている親への気持ちを部分的にしろ、第三者が共有することは本人の安心に結びつくであろうし、思春期から青年期にかけて、家族内の葛藤に悩む人々にとり、この、外部からの率直な視線は助けになる。それはおじ・おばに似た視線でもある。私の場合、治療者としては親世代にあたるが、それも役に立つ。

親を肴にすることもする。いろいろな親がいる。

「へぇー。家でもお父さんはあんな調子？　この間はすごく緊張していた？　でも、思っていたより、率直なお父さんでびっくりした」

「そうなんだよ。ちょっと権威的なところのあるお父さんだよね。でも…」

「あなたを心配しているってところは誰にも負けないんだけれど、ちょっと自己流かも知れない」

「よくしゃべるお母さんだったネー」

「お母さんのいうことを途中で遮るのは、いつものお父さん？　ふーん」

（もちろん、これらの印象はすぐには親にはいわない）。

これらとは逆に、親の負の面しか思い浮かばず、治療者と本人が暗くなり、考えあぐねるときもある。それはそれでやむを得ない時期である。

家族の中で抱えていた秘密で、いままで誰にもいえないできたことをしゃべり始める。本人は家族にいいづらかったことを語り、やがて家族にもいえるようになる。

家族への注文

その人にとって大切な家族であればあるほど、治療者は家族を治療の味方にしなければならない。家族を敵に回した治療は落とし穴が待っているだろう。だが、家族を味方に付けることは家族のいい分をすべてごもっともと聞くことではない。親の来院や協力に対しへりくだることでもない。子どもの病気に対する軽蔑が見え隠れする父親には、「軽蔑は子どもに伝わるのです」とはっきり表明し、夫の愚痴を子どもに言い続ける母親には、「お母さんの問題を子どもに背負わせるのはやめてください」といわなければならないだろう。

必要なときに、はっきりと両親に注文を付けられなければ、治療の軸足がふらつき、本人からの信頼も揺らぐ。摂食障害の治療者には、ときによっては子どもの視線に立ち、はっきり親の考えに異論を唱える気構えが必要だと思う。

そうしなければ、本人は他者に自分を理解されたとの感覚を維持することが出来なくなるだろう。治療者とは〈本人と家族の中間項〉ではない。

家族の変化・関係の変化

「治療者がいた場面で、生まれて初めて親にいいたいことのほんの少しがいえた。親とだけだったら、今でも文句なんかとてもいえない」と語る人がいる。それほどの怖さらしい。

しかし、親が変化を始めると、子どもはすぐに気づく。そして親子関係が変化を始める。

何年かぶりに父親と一対一で会話をしたといったり、家庭内でお母さんがはっきりものをいうようになったのが嬉しいと語ってくれたりする。

初めて父親とけんかをする人もでてくる。それらはすべて、沈黙からの回復であり、よい知らせである。けんかが過ぎて怒鳴りあいになったとしても、長い目で見てゆけば、関係は回復に向かっている、そこを親子ともに辛抱強く待てるかが次の段階となる。

いいたいことを語り始めた人の顔は生き生きしてくる。それを喜びと感じられるまでに、家族も回復の歩調があってくればよい。

そうこうするうちに、家族と本人の間で、回復のイメージが紡がれてくる。

家族が全てではもちろんない。私が家族に多くを語ってきた理由は、家族は回復の礎石と考えるからだが、家族が回復を始めるなら、本人の回復はそう困難ではない。先が見えてくるのである。

深町建はかつて、本人の病理に焦点を当てた、摂食障害の入院治療を積極的に行った。週一回の丁寧な面接もあるが、体重、食行動など、徹底して症状そのものを扱い、その達成度によって手紙の発信、面会などの行動制限を緩和してゆく「行動制限療法」であった。そして、八週間の入院により多くの回復例を見たとし、同時に、退院後しばらく経つといかに多くの人が再発するかも率直に以下のように語った。

「発病前までは普通の女の子だったのに、普通の家庭だったのに、普通と言うことは何も問題がなかったというのではありません。どの女の子にもある、どの家庭でも見られる程度の多少の歪みや問題でしかなかったのに、ただ「痩せたい」というほんの些細な動機をきっかけに、何でこれほどまでの性格の偏り、家庭内の大混乱が出現し、原始的防衛機制までが発動されるのか、そして入院治療により「治る」とは、こんなにも楽になるのだと体験したにもかかわらず、退院後ほどなくまたあの悲惨な状態に自ら求めて（としか思えない）戻るのか、私にはまだまだ分らないこととして残しておいて」（深町建『摂食異常症の治療』、金剛出版　一九八七年）

摂食障害は突然発症するのではない。まず、そこに誤解がある。相当の準備期間があり、ついに食行動という形で周囲に発信するだけである。また、摂食障害を本人だけの病理に還元するのは、やはり単純すぎる見方だと思う。私から見れば、これは悲劇を約束された治療であり、入院中に本人の症状がなくなったとしても、彼女の帰るべき家族に変化は起きていないのだから「再発」はむしろ予期されすぎる。

もし、この治療方法で再発しないとしたら、家族の侵入を遠ざけるだけの強さが本人に（自らの自然回復力によって）備わってきたときであろう。

体重や食行動に無関心な治療者でいようというのではない。体重や食行動を観察した結果を、飴とむちのように使い分けるのは治療的とは全く思えない。

アルコール依存症でも痛感するが、精神科の病気はただ治ることが大切なのではなく、いかに安心して治るか、治ったあとの自分の居場所があるかどうかが回復の帰趨を決する。

六　摂食障害からの回復（2）本人の回復

家族への接近を中心に語ってきたが、それだけで本人にはほとんどいうことがなくなるときがある。

初めて本人が現れ、次の回に本人と両親が現れ、例によって病気の説明と教えてもらった家族の風景を私なりに解説し、「さあ、もう一回来る？　それともお母さんが家族会に来ればいい？　両方？」と聞いたところが、にっこり笑って、「私はもういい。お母さん、家族会に来なよ」となった。母は約束を守り、少しではあるが、気持ちを切り替えた。本人は元気になった。こんなこともある。

食べ吐きを始めての期間も短かった。本人の健康度が高く、家族との信頼もそれほど崩れていなかったのもあるだろう。それにしても、状況によっては本人には病気の説明と、その人なりに苦しかった過食の道のりへの、当たり前の共感で足りる場合もある。

自然な共感

治療者が摂食障害にマイナスイメージを持たず、必ず回復する実感を持っていることは相手に伝わる。

摂食障害の症例発表を聞く機会があるが、そんなとき、「どうして？」と違和感を感ずるのは、摂食障害の相手を好きになっていない治療家の多さである。相手への深い興味の不足である。

今更という感じもするが、共感という言葉が忘れられかけているように思えてならない。ひとりの摂食障害の人と出会い、「もっと話を聞きたい」と思い、共感する衝動を直感できなければ、治療を引き受けるのはどうかと思う。

そして、深い関心を持てば自ずと、彼女の家族にも関心が向くのであり、これは技法以前の問題である。

自分との折り合い

理解が早く、軌道修正のきく家族ばかりとはもちろん限らない。もともとそりの合わない夫婦の波長が急速に合いだす奇跡も起こらない。だが、周囲の新しい、今までとは方向の違った、彼女の病気を理解しようとの真剣な努力は伝わる。そりの合わないなりの努力は子どもに理解される。

先に述べたように摂食障害の治療者はある時には、家族に苦言をはっきり呈する必要もある。その適宜と方策が強いていえば、経験と技量といってもよい。

だが、いかように説明しても、本人への共感が乏しく、食べ吐きの有無だけを「まだ、治っていない」との目安にし続ける親もいる。治療者もときに悲嘆にくれる。そんなときは絶望の中の希望を、希望の中の絶望を語り合い、家族とは思い通りにならない存在である、何事にも一〇〇％の善悪はないのだということを互いに心に刻むしかない。人間は諦められる存在である。〈肯定的な諦め〉ともいえようが、自分自身との折り合いでもある。

但し、そのときには自分としても出来るだけの努力はしたという感覚が必要である。治療者とはその感覚を共有する人であると思う。

ふと止まる

過食に苦しむ人にどうしたら止まるのかを聞かれるときがある。過食と、セットになった吐くことを始めた頃は、体重増加の恐怖から一時的に逃れるので、楽になったように思いこむこともある。しかし、食べ吐きがある期間続くようになると、間違いなく自分を責めるようになっている。「こんなくだらないことをしている自分がいやになる」と自己嫌悪に陥っている。くだらないことをやめられない自分がなお嫌になる。

そのときに、「くだらないからやめよう」と努力して過食がやまることは少ない。矛盾するようだが、〈いやな過食〉から、一旦は後悔しない、〈自責の念に悩まない過食〉を経過して、気がつくと、過食の回数が減っていたりする。

過食という症状を含めた自分を肯定し、好きになる必要がある。多くの人は、一見、自己評価が高そうに見える人でも実は低く、過食によってさらに低くなっている。周囲の評価も気にしやすくなっている。

「こんな過食しているところを人に見られたらどうしよう」と考えている人が、「見られてもいい」と感じられたら第一歩である。過食の回数が減ってくると、「食事が楽しい」という人が増える。それほど、摂食障害の人の食事は楽しさから遠いものであったのだと思う。

こんなときに、「図々しくなった」と周囲が反応しては困る。

過食はふと止まる。回復者の話を聞いたときかも知れないし、父のひと言を聞いたときかも知れない。自分が何か今までにない、思い切った行動を試み、自己評価の上がったときかも知れない。

いずれにせよ、もう過食をやめようかなという心の準備が備わっての話である。症状との共存は否定できないが、やはり、「もう治りたい」という必死さも必要である。

ここまで来るためにこそ、家族の協力が支えだったのであり、自分と家族の関係を含めた自分の歴史を見直す作業も必要だったのである。自分の歴史を新たな感覚と自分の言葉で語り直す。

それを〈ナラティヴセラピー〉と呼ぶ人もいるが、別に新しい技法ではなく、昔から臨床家がごく自然に、自発的に行ってきた、患者との共同作業であろう。

ふと止まったあとでも、たまに過食は帰ってくる。これをアルコール依存症にならって「スリップ＝回復途上の再飲酒」、と捉える見方もあるが、その必要はないと思う。ここでも、「それでよい」と思えれば回復が止ってしまうことはない。アルコール依存症と大きく異なるのは、一旦過食をやめだした後でも、たまに気張らし食いをしている人の多さであろう。

なお、アルコール依存症でもスリップをそう深刻に考えず、「起きないにこしたことはないが、気楽にやり直そう」ということになっている。

自助グループ

自助グループは同じ悩みを抱えた人の集りである。日本ではアルコール依存症の「断酒会」やAAが活発に動いているが、ギャンブル依存症、摂食障害などに広がる。医療職（援助職ともいう）が本人たちの行動に巻込まれやすいとされる、アルコール依存症については、「援助職の自助グループ」まで存在する。

病気だけではなく、事故で子どもを失った親の集り、犯罪被害者の会など、自助グループはおよそ、人間が共感を必要とするときのもっとも必要な場を提供している。

〈完全ではないが〉同じ境遇を持つもの同士として自己の存在を否定されない安心がその基本であり、病気を抱えていれば、病気とともにある自分の存在を誰も否定しない安心、自分の語ったことを批判されない安心、何より症状を心おきなく語り合える安心、そして仲間の力は大きい。

〈自助グループ〉とは、self help group の訳語であるが、「自分で助ける」「自分を助ける」という意味ではない。〈互いに助け合う〉気持を共有することに基盤がある。アルコール依存症の自助グループでも、メンバーにとっての最後にくる大きな目標は、「自分がもらったことを、これから来るメンバーに伝える」というもので、自分だけが助かるのではなく、自分たちの経験を次々に伝えてゆくことを目標にしている。

日本における摂食障害の自助グループの先駆は、斉藤学がリーダーとなった「NABA＝ナバ」であった。始まりは医師が先導役を引き受けていたから完全な自助グループとはいえなかったが、その後は文字通り、自分たちの意見と行動で回復を目指している。

関西には「かなりやしょっぷ」という自助グループも誕生し、このような動きが力をましている。

甲府では、かつて摂食障害の自助グループ「E・D・TALK」が発足し、数年間活動していたが、メンバーの都合で解散し、現在はその代わりに、臨床心理士の女性が司会をする、「E・Dミーティング」を月に二回開いている。自助グループではないが、本人同士が集まる意義は大きい。

回復力を信ずる

摂食障害は自然回復力のあるものであり、むかし過食を繰り返したことがあるが、そのうち医療機関に相談することもなく、治ってしまったという人は結構いる。それくらい裾野は広い。だから、あとは自然回復力に任せればよいというのが私の基本方針である。相手の回復力を信じ、辛いことはともに考え、悩み、嬉しいことはともに喜ぶ。それでよいのだと考えている。

相手の完全癖を指摘することもあるだろう。苛々しやすい背景には相手を思い通りにしないと気のすまない傾向が潜むことを指摘するかも知れない。だが、そのような対話は既に摂食障害の人に限られるのではなく、私が出会うすべての人に感ずることを伝えあう作業と変わりはない。

七　「マーサウの会」の風景

摂食障害からの回復者は「寂しかったから食べ吐きをしていた」と語るときがあるが、家族もまた孤独であったし、現在も孤独である。世間の感覚からいえばそう褒められることでもない病気によって家族もまた傷を負っているのであり、この傷と孤独は同じ辛さを知った家族との交流によって癒されてゆく。本人の回復に仲間の共感が必要なように、家族の回復にも仲間の共感が必要であると私は考える。

私たちは、一九九九年六月に摂食障害の家族の集まり「マーサウの会」を始めた。私自身の臨床経験とアルコール依存症の経験から、家族が気兼ねなく語り合う会がどうしても必要だと考えたからである。

二週間に一回、火曜日の夜七時から病院内の一室で行っている。平日の夜に設定したのは、仕事を持つ母親、父親がそれを休まずに参加できるように考えたからである。

私の病院ではアルコール依存症の家族会も、土曜日の午前中に設定し、仕事を持つ家族が参加しやすいように配慮している。

従来、わが国では私の知る範囲で、アルコール依存症の家族会も平日の昼間に設定されていることが多く、アルコール依存症の夫、家族としては専業主婦、あるいは仕事を休みやすい妻

（母）という組合わせに、医療者自身があまり疑いを持たずにきた歴史があると思う。そして家族会に出席しない家族を「不熱心」として批判する雰囲気があった。私たちはそのような社会の仕組に対する固定観念からいささか自由でありたい。

平日の昼間でもたまの参加は出来るであろうが、摂食障害の家族会には継続しての参加こそ意味があるとの私たちの立場からは、先に述べたような時間帯が必然に思われた。医療者にとり、勤務時間外の設定について、過剰に親切なのではないかとの批判を受けたことがあるが、平日の夜間に診察をするクリニックも増加している現在、そのような批判はむしろ医療者の奢りではないかと考える。

当然のこととしてつけ加えたいが、本人、家族が自分たちの集りやすい時間帯として平日の昼間に自助グループを持つことに、私が何らかの批判を持っているのでは全くない。そうではなく、治療者が家族会などのグループを考える際、どのような人を対象に思い描き、どのような時間帯に開くかということに、その人の治療観、病気とその背景への理解が既に問われていると私は言いたい。

司会は、私の相談相手であり、臨床経験も豊富な臨床心理士のＩさんと私が交互につとめている。

初めの半年は五、六人の参加であったが、外来の人が増えるにしたがって「マーサウの会」も増え、多いときには二〇人ほどの参加で賑わう。二時間で話したりないくらいである。近隣の長野や東京からの参加もある。一回だけの参加で次の回からはもう来なくなってしまう家族がありそれは私たちの出会いの失敗である。しかし、ほとんどの家族は一年を超える定期的なつき合いの仲間となっている。

「マーサウの会」だけに参加し、外来で詳しい事情を聞いていない人はわずかいるが、それは本人がかなり回復し、もう家族会だけでよく、それ以上の個別の話し合いが必要ない場合である。ほとんどの家族は別の機会に詳しい事情を数回は聞いているので、司会はある程度はその家の現況が分かっていて進行させている。そうでなければ会自体が成り立たない。

また、二週間に一回の家族会が個別の機会とは違って、少し治療者との距離が違い、家族同士の交流を通して、経験を攪拌する場となりうる。

母だけではなく、父親の理解と協力が私の治療指針の基本にあることはここまで繰り返し書いてきたが、この会にも当初から父の参加を積極的に求めてきた。父親は例外なく非常に緊張して初めての参加をする。子育てに不熱心であった、あるいは本人の問題を避けてきたとの批判を半ば覚悟して登場する。

たとえ私たちの目から見て不満の残る父の対応であったとしても、労をねぎらうことなくして、協力は得られないし、父自身の回復も訪れない。

回を重ねてゆくうちに、あれ程、子どもから怖がられ、会でもきつい表情を崩さなかった、その父自身がゆっくりと変化を始める。柔和な笑顔で娘を語り、冗談をいっては他の家族を笑いに引き込む。その夫を見て、妻も発見があるだろう。

その父たちを見て、日本には男性の井戸端会議がないなと思う。酒に酔っての戯れは井戸端会議というより馴合いであろう。「マーサウの会」は弱々しくとも男の井戸端会議を提供したい。

家族の発言で、私たちが「それはどうかな」と反論したくなり、様子を見ている間に、他の家族が「それは悪いことではなくて、よい方向じゃないかしら」と上手にフォローもしてくれる。自らがアルコール依存症の回復者で、娘が摂食障害の人もいるが、病気になった人の辛さを語れば誰しもが頷く。

夫婦揃って参加した人が、笑いながらであるが、夫婦でいい合いを始めることもある。意見の相違に夫婦が気まずい思いをする日もある。それでよいのだと思うし、私たちのその気持ちが伝わっていることを信じたい。

父親が立場の苦しさを語るときには、私も自分の家庭を引き合いに出し、多少の脱線をしても、思いきり「よーく、分かります。その気持ち」と応援するときがある。

そんなとき、隣のＩさんが、「私はお母さんの気持ちがよく分かりますねえ」と譲らない。互いの感覚の違いを家族に提示もする。

ここでも、それでよいのだと思う。臨床家によって、というより人間によって意見の違いは当然であり、だからといって、チームプレーが崩れはしないし、大きな方針が揺らぐのでもない。臨床家によってこの程度は共感の方角が異なるくらいは、見通してもらって何ら差し支えないのである。

そして私もIさんも家族にはきついこともいう。下坂幸三のいう〈家族への礼〉を欠かさない限りは、和やかな中にも率直さを忘れないで、である。

人間にもっとも必要なものは何かと聞かれたら、私はユーモアと答えたい。チャップリンが、映画を通して語り続けていたのもこれであった。ユーモアは人を侮蔑しない。悲しみを少し和らげる。ユーモアは作ろうとして作れるものではないが、自己の失敗を真摯に見つめる心から生まれるのではないだろうか。「マーサウの会」はユーモアの苗床でありたい。

会には二つのルールがある。一つはアラノン（アルコール依存症の家族の自助グループ）に似て、当日、他の家族から聞いたことは会の外に伝えないことである。ここでしか語り合えないことがある。聞いてよかったことはじっと胸の内にしまってもらう。

会のもう一つのルールである、「本人は参加できない」は数回破られた。いずれも、摂食障害の本人が飛び入りでどうしても出席したいといったためである。

私たちは家族に諮り、会全体への出席ではなく、会の途中に本人に発言の時間をもらった。摂食障害とそれにまつわる苦しみを、幼い頃からの生活を含めて、訥々と三〇分、静かに語り続け、会場全体を深い感動に導いた人もいた。家族も、そして外部との交流を拒絶していた本人の歴史を知る私たちも、その人の勇気に感動した。

家族の笑顔と涙の体験を聞き、ときにこのような場面に出会うと、現在の職業を選んでよかったと心から思えるのである。「マーサウの会」は私自身の自助グループである。

最後にアラノンのテキストブックである、『アラノンで今日一日』に引用されている、エマソンの言葉を摂食障害で苦しむ人とその家族・友人に贈りたい。ラルフ・ウォルド・エマソンは、『森の生活』で名高いヘンリー・ソローにも影響を与えた思想家であった。

「あなたが癒した傷、あるいはまだ残っている深い傷、そしてあなたが耐えた苦しい痛み、もうどんな悪もそれにかなうことはない」

3 摂食障害の家族へのアドヴァイス

以下は、筆者の勤務する住吉病院から発行した冊子『摂食障害の家族へのアドヴァイス』である。前節と重複する内容もあるが、現在入手できないのでここに収録することにした。

家族への幾つかのアドヴァイスを述べる前に、どのような病気なのか、簡単な説明をしておきます。

拒食症

これは食事量が減少し、ひたすら痩せていく状態です。お昼の弁当にご飯を入れないで欲しいと言ったり、夕食でもほんの少ししか手をつけなくなったりします。「食べたくない」あるいは、「食べられない」と言い、理由を聞くと「友人に太っている」といわれたとかのきっかけを語ってくれることもありますが、多くの場合、それは当てになりません。

また、食事量が減るだけではなく、多くの場合、活発に動き、ジョギングもするなど、エネルギー消費を増やしながら痩せてゆきます。

標準体重の七割になっても「まだ大丈夫」と主張し、元気そうにします。

拒食は宗教儀式にもあるように、強靱な意志を必要とします。空腹感を押して食べないのは自らへの鞭とも言えます。

オリンピックの陸上競技で痩せた女性選手を見て、「拒食症の祭典」という人もいますが、これは誤解です。彼女たちは、決まった目的のために体重減少を目指し、ある限界を設定しています。これに対し、拒食症は痩せることにとらわれてしまい、自分を外から見つめることが困難になってしまった病態です。

過食症・食べ吐き

過食症は反対に沢山食べてしまう状態です。甘いもの、炭水化物をとる人が多いのですが、一晩にご飯を一升食べて苦しんだと語る人もいますから、人間の胃袋の柔軟さには驚きます。

ある時間内に沢山の食物を詰め込むことを無茶食い――binge eatingといいますが、過食の人は殆どこの無茶食いを経験しています。

一般的には過食の人も太ることを恐れています。従って、過食をしたあとは何とか体重増加をくい止めようと、下剤を使ってみたり、あるいは吐こうと努力します。「どうしても吐けない」と苦しむ人もいますが、多くの場合吐けるようになり、その結果体重増加の不安から逃れ、過食―吐くのサイクルが回り始めます。吐く人は、あらかじめ吐くのを予想して過食をする人が全てといってよいでしょう。

1　なろうとしてなれる病気ではないことを理解する

摂食障害の親、特に父親にはたまに「好きでやっているんだから放っておけ。そのうち治る」という人がいます。憂さ晴らしに食べすぎをする人は多く、そのような人は時間がたてば自然とやめるでしょう。

しかし、病因論にも係わることですが、摂食障害の原因は単純ではありません。持って生まれた性格、家族の葛藤、社会的風潮、多くの要因が重なり合って摂食障害を生んでいることは確かかと思います。

ここで是非、家族に知って欲しい、あるいは肌に感じて欲しいのは、摂食障害は決してなろうとしてなった、あるいはなれる病気ではないと言うことです。

(この点ではアルコール依存症と似た誤解を受けています。アルコール依存症も、「よし、明日から毎晩酒を飲んでアルコール依存症になってみよう」として決してなれるものではありません。殆どのひとが途中で、嫌になってしまい、飲酒行動が止まるからです。病気として成立するにはまた別の機序が必要なのです)

お母さん方も、気分が落ち込んで丸一日食べなかったとか、頭に来て、もうお腹が一杯なのに甘いものを食べて、それから気持ちが悪くなり薬を服用した経験のある人が多いはずです。

人間にとって、食べ物はある意味で自由になる事柄であり、自分の気持ちを表現しやすい場でもあります。落ち込んだときには食欲がなくなり、逆にもうお腹が一杯と分かっていても、食べて食べて時間を過ごしたくもなります。気分が高揚しているときには余り食欲を感じません。

精神科の外来でもう四十歳以上の方に聞くと、「昔、苛々して過食していた」という人は実に多いのです。

ここに誤解を生ずる余地があり、「少し気持ちを落ち着ければ、すぐに治るはず。くよくよしなければ、大丈夫」と周囲は思いたくなるのです。確かに、摂食障害の裾野は広く、多くの人が予備軍かも知れません。しかし、そのような人のごく一部が、自分でも苦しむ摂食障害になり、一旦なったあとは、そう簡単に、その習慣から自由になれなくなるのです。

裾野が広いことと、なったあとの戻り難さは両立するのです。過食をしては吐く日課が、生活の一部になり、その瞬時の〈楽さ＝辛さ〉が自分から離れがたくなってしまうのです。

そうすると、簡単にやめられなくなります。このようにやめようにもやめられなくなった習慣を嗜癖＝アディクションと呼ぶ専門家もいますが、それは病気の半面しか見ていないと思います。なぜなら、摂食障害の行動は、「やめようにも止まらなくなった」面もありますが、つぎに述べるように「生き延びるための、自己救済行為」という側面があるからです。この意味からも、私は同じアディクションといわれるアルコール依存症とはかなり違う病気と考えています。

また、アルコール依存症のように、ある日を境に、きっぱりアルコールを断ち「見事な回復」を遂げるようにはなかなか運ばない一因にもなっていると思います。

2　症状にはそれ以上の破壊から自分を守る意味もある

過食は体への負担となります。吐く行為も体内の電解質構成を乱し、体によいことはありません。摂食障害の本人はそれを知った上で、食べ吐きが止まりません。敢えて言えば、止めようとはしません。

　ここで大切なことは、症状はその人にとって否定的な面だけではなく、常に肯定的な意味も持っているという事実です。過食は他人から見れば異常な行動かも知れませんが、「過食の間だけ、安心していられる」人は多く、さらには過食の間だけ死への願望の身を委ねずに済んでいる人もいます。

　過食はそれほど大きな意味を本人にとって持っているのであり、むやみに剥ぎ取るような行為は、それこそ絶望を生むだけでしょう。このようなことは本人も自覚しているとは限らず、過食が止まってから「あのとき、過食がなかったら、死んでしまったと思う」というような回想で語ります。

　過食の人がときに実行するリストカットも同じ意味があります。リストカットはかみそりなどで自分の手首を――ときには大腿を――傷つける行為です。自傷行為と呼ばれますが、自傷行為は自殺行為ではありません。

「死にたい。でも死ぬと悲しんでくれる人もいる。だから死なないで頑張りたい。でも、辛くて、自分で切ると少しだけ落ち着く」

　過食・リストカットはある意味で、自らへの暴力です。生き抜くための自らへの暴力なのです。自らの肉体を痛めつけながら、何事かを表現しています。暴力が他者にではなく、自らの身体に向かう、ここに摂食障害の人の抱える、深い辛さと葛藤があるのだと私は考えています。その悔しさを汲むことが全ての始まりです。

リストカットは病気でしょうか。おなじように過食・嘔吐も病気でしょうか。確かに、本人が抜け出せずに苦しむ病気とは考えますが、外部から細菌がやってきて肺炎にかかるといった、単純に受け身な病気ではありません。外界と自らの生き方がどうにもすれ違いを生じたとき、ひとつの行為として生じてくると考えた方が理解がしやすいと私は考えています。

3 励ましによって、もとの状態へ戻そうとしない

1で述べたように摂食障害はなろうとしてなれる病気ではありません。ということは、治ろうとしてもそう簡単に脱出できる病気でもないことになります。

拒食症で、友人から「少し太っている」と言われたのがきっかけでダイエットを始めたと語る人がいます。このようなときに、「そんなことを気にするな。少しも太っていないじゃないか」と言ってもまず効き目はありません。元気であれば無視できる、その言葉に既に耐えられなくなっている本人がいるからです。

摂食障害になるには必ず、それなりの潜伏期間があり、ある日、友人の一言で発病するのではありません。従って、親の一言ですぐによくなるのではなく、ある程度の長期戦を覚悟

する必要があります。

極端に痩せ始めていることは既に、病気の症状なのであり、そこから励ましによって元へ戻るのは難しくなっています。元へ戻る方策ではなく、病気になったことを認めた上で「回復」の方法を探さねばなりません。回復とは元通りになるのではなく、いままでの無理を考え、少し違った生き方、人間関係を考える方法でもあります。

4　過食・食べ吐きなどの症状に「なぜ」と聞かない

過食・嘔吐はひとつの方策とはいいましたが、これでよかったのだと思ってやっている人は、少なくとも初期のうちはいません。

「また、やってしまった。どうしてこんな下らないことをするようになったのだろう」と落ち込んでいるのです。拒食とは違い、食べ吐きは上手にすれば（？）、体重はある範囲にとどまり、他からは分かりません。従って周囲が気がつくまでに数年かかっていることは稀ではありません。

辛くなってある日打ち明けるかも知れませんし、トイレの異臭で問いつめると「実は…」といってくれるかも知れません。

初めての発見者であることが多い母親は「なぜ、どうして、そんなことをしているの、せっかく食べたものを吐いているの」となります。「分からない」とか「放っておいて」とかの答えが返ってくるでしょう。いきなり泣き出すかも知れません。

「なぜ」と聞かれて止めるような症状ではありません。過食・嘔吐とは、ある期間の不安に耐え、ひとつの方法として見いだしたものでもあります。「なぜ」と聞かれて、たとえば「寂しかったから」とすぐ答えられるようであれば、もともと食べ吐きなどしていないかも知れません。食べ吐きがある意味でつまらない行動であることは誰よりも本人が知っています。しかし、いまはそれがひとつの防波堤にもなっているのです。

私たちの出来ることは、過食や食べ吐きに苦しんでいる人を問いつめることではありません。それは役に立たないばかりか、かえって本人の不安・罪責感を募らせ、過食を増やす結果ともなります。

「何か理由があって、いまは過食をしているのか、大変だけど、これはゆっくり考えてゆくことが必要だ」くらいに思った方がよいのです。

「どうして?」「やめようよ」と言っても決してやみません。

5　「まだ太っている」――を否定しない

拒食症になっても、「まだ太っている」と主張し、決して痩せていることを認めない、つまり「やせへの否認」、あるいは「ボディーイメージの障害」があることが病気の大きな特徴といわれ、国際的な診断基準の一項目となっています。

「太るのが怖い」との表明は、摂食障害の人が大人になるのを怖がっている、つまり「女性としての成熟を拒否する」心情だという説明も行われてきましたが、大人としての魅力を十分に備えた人も多い病気ですから、この説明は当てにならないと思います。

家族は当然のように「何を言ってるの。そんなに骨と皮だけじゃないの」といいたくなります。

私には「太るのが怖い」というのは成熟拒否ではなく、病気からまだ治りたくない、治るのが怖いと言っているように聞こえます。精神科の病気では、非常に生物学的背景を持った疾患は別ですが、治るべきときには治ることが多く、治らないのはまだ機が熟していないことの表れであったりします。

病気の説明を受け、家族の問題の重要性などを納得した人ほど、「治ったあとが怖い」と正直に心情を語ってくれます。

摂食障害が世間の認知を得られ、かつ臨床の場面で病気の説明がなされ、自分でものみこめてくると、「痩せ願望」より深い問題に気づき、痩せ願望は病気から治りたくない理由付けであることすらあるのではないでしょうか。私見では「痩せ願望」とは摂食障害の人が後からつけた理屈で、本人もその気にさせられている気がします。

いずれにせよ、「痩せている」「痩せていない」で議論をしても互いに気持ちはよくなりません。生命的な危機が及ばない限り、体重のことは本人に任せたいものです。

6 「家族が悪いから」病気になったのか

摂食障害の人とその家族とのつき合いが深まると、必ず、「では家族が悪いから病気になったのか」という疑問・疑念が本人・家族の双方から湧いてきます。

かつて統合失調症（昔は精神分裂病と呼ばれていました）に対して、母親の養育が不適当な場合に子どもが統合失調症になりやすくなるという意味で「分裂病を生む母」という仮説が提出され、多くの母を無用に傷つけました。

この仮説は幸いなことに、その後、学問的に否定されましたが、いまだに精神科の病気に対しては母の責任を問う風潮があります。

摂食障害についても母親の愛情不足が原因であるとの仮説が一部に生き残り、母親が悔い改めの儀式を受けるかのように必死にカウンセリングに通う姿があります。

摂食障害の家庭を長く見ていると、幾つかの共通する像が浮かぶのは事実です。だからといって、家族の歪みが原因であると言い切るのは危険であり、粗雑な議論でもあります。結論からいえば、私の立場は折衷主義・不可知論であり、原因を追究するよりも、回復に有効な方策を模索しようと考えます。

私の見てきた、摂食障害の家族の光景を幾つか拾ってみます。

(1) 子どもが家族の機嫌を窺う。子が親に気を遣う。

日本で最もありふれた親世代の揉め事は嫁・姑でしょう。本人がおばあちゃん子であり、その姑と母の仲が悪ければ、子どもが葛藤を引き起こすのは当然です。たとえ少しばかり気が合わない母と感じていても、子どもにとって母はひとつの「絶対」であり、祖母の味方をして母の機嫌を損ねるのは恐ろしい。母の機嫌を見ながら自分の行動を決めることを学んでゆきます。

父・祖父のアルコール問題もかなり経験します。普通の機嫌のよい酒飲みならよいのですが、飲酒を巡り「もうやめて下さい」「うるさい。好きにさせろ」などという諍いが生じ始めると、家族の緊張が高まります。父の飲酒は嫌だ、しかし、母のやり方ももう少し何とかならないだろうか。父の機嫌がよければ酒を飲まないだろうか。

「私はいつも親に気を遣ってきた」と、語る摂食障害の人はたくさんいました。

(2) 父（母）親が怖い。

相手の機嫌を窺っていれば、怖くなります。権威を持った相手を恐れるのではなく、不機嫌で自分を圧倒してくる親が怖いのです。

父親とは怖くて殆ど話をした記憶がないという人も多いのですが、一年もすると、「母の不機嫌さの方が辛かった」と語る人も現れ、私の経験ではどちらとも言い切れません。

親が不機嫌になるのは夫婦関係の問題なのであり、子どもが原因で不機嫌になっていたのではないのですが、幼い子どもには怖さの記憶として残ります。

子どもを中心に回っている家庭はむしろ子どもにとって窮屈なものであり、不健康な家族だと私は思いますが、と言って、親の機嫌を窺う家族もよい記憶を残しません。

(3) 家庭への無力感。自己への無力感。

子どもにとって最大の安心はどちらかの親に愛されることではなく、両親の仲のよいことです。離婚家庭であっても、家族が和やかであることです。

アルコール問題を抱えた家庭に育つ子どもは、親のどちらかを一方的に非難する場合もありますが、両方の気持ちが分かる場合も多いのです。しかし、自分にはどうしようもないという無力感を知ります。もともと、子どもが夫婦の葛藤を解決するのは無理なのですが、子ども心に何とかならないかと苦しみ、努力を続けます。

しかし、最終的にどこかで諦めが生じ、それが自らの不甲斐なさ、無力感として沈殿してきます。

⑷　家族内の「触れてはならない話題」を意識する。

どの家族にもしきたりがあります。朝、起きたら全員が「おはよう」と声を掛け合うとか、入浴の順序が決まっているとか。

「触れてはならない話題」とはこれと異なり、家族が意識してはいるが、話題にすることが禁じられている話です。

昔の祖父の自殺の理由かも知れませんし、ある日の母の不倫かも知れません。本人は誰かから聞いたとしても、それ以上は口外しないことが暗に求められ、家族への関心を途中で封じることを学びます。

「この家で語ってはならないことがある」

子どもは分からないことは何でも聞きたがるものですが、逆に沈黙の「安心」を選ぶようになります。家系内に精神疾患の人が存在し、そのことが秘密の場合、摂食障害の人の状況が厳しくなります。自分も精神科の病気になったと分かれば、あの人とおなじように家族の秘密として葬り去られる――そう予感するのに思春期は決して遅くないからです。

完全な家庭などあり得ず、夫婦喧嘩のない家庭も空想の産物でしょう。ここまで述べてきた家庭像があったから、そこの子どもが摂食障害になると決まっているのでもありません。子どもがここで言あげしてしまった家庭像への苦しみをすぐに訴えるのでもありません。むしろ、多くの人は「いい家庭」だったといいます。世間から見て、あるいは子どもの目から見ても、良いところも沢山あった家庭であったからこそ、負の部分を言いづらかった歴史があるのだと思います。

一時間の話を聞いても、家族への批判など全くないような口調で通す人もいます。そのような人がしばらくして、ある時は半年もして、少しずつ、家族への不満、幼少時に抱えていた不安、言えないで心に閉じこめていた事柄を語り始めます。

親と喧嘩することに慣れていなかった子どもは当然ながら、「こんなに言えないでいたのは親が怖かったからだ。親が権威的だったからだ」と非難を始めます。

「親が悪かったから、私が摂食障害になった」とか、「この家に原因がある」と言い出します。

子どもを真剣に考える親ほど、当たっている部分もあると思うでしょう。謝るべき部分は率直に謝るのがよいと思います。親が子どもに謝るのは辛いものですが、その親の側の辛さを子どもが感じ取ったとき、ふと親子の友情が生まれたりします。

どう見ても、子どもの怒りが理不尽に思え、親の記憶にないことを子どもが追及し続けることもあるかも知れません。病気とはそのようなものだと思いますが、なぜ自分がなったのかと悔しいものです。摂食障害のように、世間からは「何で変な病気に」と思われている病気の場合はなおさらです。病気の「犯人探し」をしたくなるのは当然であり、親の側に言い分があれば、率直に語り合うことはよいことですが、あくまで、病気の悔しさを汲む懐の深さが必要です。

親がいくら謝っても、子どもの追及がやまず、疲れ果てた、幾ら謝っても切りがないという声を聞くことがあります。しかし、そのようなときはよく聞いてみると、子どもが怒っているのは過去に対してではなく、現在の親の所作についてであることがほとんどです。

子どもがまた怒り出さないかとかの不安で、つい嘘をついてしまう親が沢山います。それは、子どもにとって親への信頼を作れません。

7　負い目は自分の心の中に

負い目について　子どもについて負い目のない親はいないでしょう。子どもが病気になれば負い目はきつくなります。しかし、負い目の余り、子どもの言うなりになることは、今度は子どもの側に負い目を作ってしまうことになりかねません。

「負い目があるから、優しくしてくれたんだ」と受け取られては対人関係は育ちません。負い目の作り合いは不幸な人間関係です。

家族が過去について負い目を持つことはやむを得ませんが、負い目は自分に対して感じるものであり、相手に感じさせるものではないと思います。子どもは、むしろ負い目を感じさせないくらいのつよさを大人に求めているのではないでしょうか。

負い目によって欲しいものを手に入れた子どもは負い目のない愛情を信じられなくなるのではないでしょうか。親が示すべきは、現在の偽りのない愛情であり、その現在が確実に過去となって積み重なってゆくものなのです。

8　過食・食べ吐きの手伝いはしない。本人に任せる

摂食障害に疲れてしまい、説得の気力も失った親の中には、子どもの気持ちを宥めようと、冷蔵庫に予め子どもが過食しそうなものを買い置きしたり、過食用の食べ物の買い物にへと

へとになるまでつき合わされている人がいます。

買い物につき合ってくれたのは、そのときの不安解消にはなったかも知れませんが、過食・嘔吐はもともと、本人にとって自責感を伴う行動です。自責感の強い人が、過食に親をつき合わせたとなると、それだけでまた、「こんな下らない行動に親をつき合わせてしまって」となり、言いたかった親への恨みも言えなくなれば、更に苛々が募るばかりでしょう。つまりは悪循環です。

なお、回復が進むと、過食・嘔吐をしても落ち込まなくなり、そのようなときの方が、長い目で見て、食行動も落ち着くのです。そのときには周囲に買い物の手伝いも求めなくなっているでしょう。

子どもの食生活が心配の余り、「栄養のあるものをとったら」とか「タンパク質を摂ったら」とかのアドヴァイスをするお母さん方がいますが、励まされても苛々するだけです。食生活の本人に任せるのが原則です。

これは本人の無視ではなく、放任でもありません。食べたいものを食べるという〈健康さ〉はたとえ、摂食障害の渦中にあっても、よい作用を生みます。

親が唯一、干渉(?)してよいのは、「これ以上、過食されたら家計が持たない。一日、千円にして欲しい」と言った内容だと思います。家計の苦しさは誰にも平等であり、摂食障害の本人も平等に扱われてよいのです。特別視は本人をかえって苦しめます。

この意味で、経済的な豊かさの余り、幾らでも食事代が出せる家庭は、かえってやりにくくなります。

9　家族は一歩の余裕とユーモアを

中井久夫先生は、「治療者とは、患者よりも一歩の余裕を持たねばならない」と言っています。それに倣って、「親とは子どもより一歩の余裕を持って欲しい」と言いたいと思います。

摂食障害の人はしばしば、「気持ちを親に聞いて欲しかっただけなのに、いちいち、反論してくるから耐えられなくなった」と言います。その結果、ものを投げることもあるでしょう。子どもが話をするのはすぐの解決を求めてではありません。多くの場合、ただ、聞いて欲しいだけなのです。

子どもが辛いとき、喧嘩で泣き叫ぶとき、いじめにあったとき、食べ吐きで辛いとき、相手の気持ちを汲むとはもちろん、同化することではありません。

喋ることよりも、聴く行為は忍耐を必要とします。一時間喋り続けるよりも、一時間人の話を聞き続ける方が遙かに努力を要するとは思いませんか。

家族の役割とは、本人を治そうとすることよりも、治ったあとの安心した環境を作ることなのです。それは大変な作業かも知れませんが、そのような親の努力と力を認めて、子どもは初めて自然と自分の力を信じられるようになり、回復してゆきます。

摂食障害は他の精神科の病気と同じで、早く治す、早く治ってしまうのがよいのではありません。

病気の機会に生い立ちを振り返り、家族を知り、自らを知り、自分の力を信じられるようになったとき、家族がそれを認めたとき、回復してゆくものだと思っています。

心の余裕はユーモアを生みます。摂食障害の家庭にユーモアが生まれたとき、回復は身近になってゆきます。

10　完全な家族を求めない。失敗を恐れない

家族への批判が聞かれるとき、「では、完全な家族になれと言うのか」、あるいは、「そんな完全な家族などない」という反論が起こります。もちろん、完全な家族、欠点のない家族などありません。

私がここまで語ってきた家族への要望は、完全な家族を目指したものではなく、家族の構成員がより安心した心境で互いの気持ちを語り合える家族です。不完全な家族、家族の「欠点」

を余り恐れずに語り合える家族です。

人生、家族の歴史は失敗の連続かも知れません。しかし、その失敗をなきものにし、あるいは封印をするのではなく、「何であんな失敗をしたのだろう。でも、失敗したからこそ見えてきたものはないのだろうか」と語り合える家族が、本当に安心できる家なのではないでしょうか。

私の出会ってきた摂食障害の人は失敗を重ねてきたと言うよりは、失敗を非常に恐れてきた人たちでした。家族もまた然りです。その家族の影響を受け、失敗を恐れてしまう子どもたち（大人になっても）でした。失敗を厭う家族の影響を受けてきたのです。

しかし、失敗とは叡智の無限の宝庫だと私は思います。

ここまで、ずっと家族への要望を述べてきました。では、本人への要望はないのか、あるいは家族が努力すれば本人は必ず治るのか――という疑問を持たれる方もいるでしょう。

私は家族が適切な援助をすれば本人が必ず回復するとは断定できません。しかし、必ず、回復しやすくなるとは考えています。

この冊子では語りませんでしたが、本人に問題がないというのではありません。しかし、どのような問題があるにせよ、子どもが考え、解決できる問題と、親が考え、解決する問題の区分けがしっかりしてゆくとき、子どもは自分の課題に取り組み始めます。

11　家族同士の分かち合いを

摂食障害の子どもを持ったとき、多くは母親が懸命に医療機関を探したり、本を読んだりします。ときには、「母親の愛情が足りなかったから」などと心ない説明に出会うなどして、悩み、何とか親子関係を建て直そうと試みます。

しかし、考えてみてください。ひとりの人間は様々な人間関係の中で生きているのであり、一組の親子関係だけが軋むことはそこに葛藤が見えやすい形であるに過ぎません。

その母子が悩んでいると言うことは、必ず、その周囲の人間関係の反映です。親は、子どもの摂食障害がむしろ、自分の周囲の人間関係を見直すよい機会だくらいに考え、子ども以外との関係を見直し、豊かに志向する姿勢の方が役にたちます。

かつて、臼井吉見は「親子なんてものは一日、一、二時間も一緒にいれば充分だ」と語っていました。

私の勤務する病院では、摂食障害の家族の会「マーサウの会」を定期的に開催しています。本人は参加できず、本人のいないところで、家族の辛さ、言いたいことを分かちあう目的です。本人にとって仲間、自助グループが必要なように、家族にも仲間が必要だというのが私たちの経験であり、主張です。責められる立場に変わった（？）家族には同じ立場の家族の支えがいちばん助かるのです。

親が少しくらい態度を変えたからと言って、本に書いてあるように理解を始めたとしても、摂食障害がすぐに消えるのではなく、ますます辛くなるときもあるはずです。

親にだって言いたいことはある。育てにくい子どももいる。夫婦の苦労で子どもには言えないできたこともある。それをこの年になって散々言われてしまって…。子どもには言っても逆効果でしかないが（残念ながら！）、家族会ならば言えることはそれこそ山ほどあるのです。

そして、何より、振り返ってみれば非難される記憶も沢山出てくる家族であったとしても、子どもを摂食障害にしようとして育ててきた親はいないのだという気持ちを何のためらいもなく認めてくれるのは、同じ家族なのです。

私の勤務する病院はアルコール依存症の治療に長年の経験を持ちますが、家族会なしのアルコール治療は考えられません。同じように、私たちの摂食障害へのアプローチは「マーサウの会」なしに考えられない地点まで来ました。

12　入院について

子どもが摂食障害で治らないから入院させたい――との相談を受けることがあります。私は原則として入院治療を勧めません。その必要がないからであり、入院によって、私がここまで述べてきたような、親への信頼を子どもが取り戻すとは考えにくいからです。

例外はふたつです。家族関係が深刻で、このまま家庭にいると「親を殺しそう」「自殺しそう」と子ども自身が訴え、子ども自身が入院しての「休息」を願う場合です。このときは、文字通り、煮詰まりすぎてしまった家族関係をほぐす意味で、つまり互いに距離を取る大切さを了解した上で入院が意味あるものとなるでしょう。

従って、本人が嫌がり、親が入院を希望する場合はお断りします。

もう一つの例外は、拒食、嘔吐などがひどく、不整脈、栄養不良などの身体的危機ですが、このときは精神科ではなく、内科治療を勧めます。

身体の危機を乗り切ることが必要なのはいうまでもありませんが、その際も、家族は「あなたの命はこれ以外では救えない。だから納得して欲しい」ときちんと説明すべきです。そうすると、私の経験では、治療を嫌がっていた人も納得してくれるものです。

最後に私が家族を考えるときに参考にする三冊の本をあげたいと思います。

佐々木正美『子どもへのまなざし』（福音館書店）

心温まる本です。摂食障害とアルコール依存症の病因論は少し極端かも知れません。

上野博正『新宿にせ医者繁盛記』（思想の科学社）

権威に惑わされず、自前の精神医療を貫いた人。二〇〇二年の正月亡くなってしまいました。私の最高の恩人でした。

鶴見俊輔『鶴見俊輔座談　家族とは何だろうか』（晶文社）

日本の家族に何が可能か。深い思索に導かれます。

あとがき

この小さな冊子は「家族へのアドヴァイス」とはなっていますが、「まだ見ぬ家族」へ宛てて書いたものです。あるいは、摂食障害に関心を持つ方が、その病気と家族への共感をすこしでも育んでくだされればと考えました。

私が実際にお会いし、「マーサウの会」でおしゃべりを交す家族の方々は、ここに書かれた事柄の数倍を――より阿吽の呼吸とユーモアを持ってと言いたいところですが――聞いていらっしゃるでしょう。

それを少しまとめてみたに過ぎません。そのつもりで読んで下さればと思います。

もう一つはここに描いた家族の風景と期待は、摂食障害の家族にだけ見られるものではないと思っています。多少なりとも、多くの家族に共通すると思って書きました。現在の私たちは家族の幸福・健康さにいつになく悩む、悩まざるを得なくなってしまっています。ときに強迫的なほどに。その風潮に対する、ひとつの家族論として読んで下されば幸いです。

4 摂食障害への疑問に答えて

以下は摂食障害の自助グループであるナバ（NABA）がおこなっている、Q&A形式のテレフォン・メッセージとして、二〇〇二年十二月から、翌年四月までの五回にわたり回答したものである。本書の収録にあたり、文章の手直しを加えた。

第1回

Q　そもそも大河原さんが摂食障害からの回復や成長のために、本人の会ではなく、家族の会を発足させたのはどんな理由から？

また、摂食障害を持つ家庭、家族の風景や期待には何か共通項はありますか？　家族に対してとらわれがあるとしたら、そこから自由になるためには何が必要ですか？

A

何よりも経験からです。摂食障害の方の話を聞いてゆくと、そこに家族の辛さが滲んできます。最初は問題のない家族のように語られていても、次第に自分の家族に対する不安を抱え、それが摂食障害というひとつの現象に響いている事態が、私には見えてきます。

本人と一緒にその家族について話し合うことが大きな意味を持つことを学んできました。家族が病気を理解する重要性はアルコール依存症で大いに語られ、私はアルコール依存症をたくさん見てきた人間ですから、その影響を受けました。

しかし、考えてみると、精神科のどのような悩みにも、家族が、病気あるいは病気になった本人を理解する重要さがあるはずです。

家族が集まり、家族だけで悩みを語り合う大切さ、それを実行していると、たとえ本人が医療者の前に現れなくとも、回復を始めていることがあるのです。つまり、本人と話すより、家族とだけ話し合っているほうが有効なときすらあるのです。

摂食障害において、なぜ、本人のグループはなく、家族のグループであったかといえば、もう一つの理由は年齢の差です。つまり、私自身が、摂食障害の親の世代に当たり、親たちと話していると、自然と共感できる部分が大きく、家族の方もまた私の話に大きな違和感を持たないでくれるだろうと考えました。治療者としてあまり無理をしないで済むといってもよいのかも知れません。

若い治療者であれば、遠慮していいにくい事柄でも、私くらいの歳になると、ときに親に苦言を呈したり、冗談を言い合うことが可能になります。

私は個別に摂食障害の人とも時間をとって話をしていますが、私の経験はほとんど女性の摂食障害の人に限られています。そのような人たちが仮に十人集まったとして、私のようなおじさんが司会をし続けるのは、どうもあまりぞっとしない光景なのではないでしょうか。

幸いなことに、今年の秋から、私の病院では臨床心理の女性が、本人のグループを始めてくれましたので、車の両輪が揃いました。

しかし、現実には、面白いことがあります。それは家族のグループに来る人は当初は本人が外来に来ている人の家族が多いのですが、次第に家族だけで本人は来院しなくなっているケースが多いのが現状です。

逆に、本人のグループでは家族が家族会に来ないケースが多く、車の両輪といっても、同じ人にとっての両輪というよりも、どちらかの会に来られればそれでひとつは援助になるかなといった気持ちです。

私たちの家族会は三年前の一九九九年に始まりましたが、目指したことがひとつあります。それは父親、働く母親の参加を求めたことです。アルコール依存症の家族会も同じ傾向だと思いますが、現在の日本で家族会というと、多くは平日の昼間に開かれ、いわゆる専業主婦を対象にしています。

母親の養育態度が摂食障害を生むとの仮説があります。母は不当に責任を負わされているに過ぎず、実はその母の苦しみ・孤独の原因こそが家族の病理、つまり不健康な淀みであるかも知れないのです。ところが、母親原因説はその辺の思考を停止させ、一人の生贄を作るやり方です。

平日の昼間に女性が集まる自助グループ、母親が自主的に集まるグループはもちろん何の問題もありませんが、これに対し、治療者が家族の回復援助のとっかかりとして、平日の昼間しか参加できない人を対象にする姿勢には、どこか私は、このような偏見、すなわち、「母親ならば、責任を感じて、一所懸命参加するはず」といった思いこみを感じてしまいます。

もちろん、母親だけが参加する家族会で、「自分たちが問題なのではない！」という声が出てくる可能性を否定するのではありません。

私たちが平日の夜間の家族会を考えたのは、当初から、回復とその援助における家族の代表を母にだけ求めない姿勢を明確にしたかったたからです。

次に家族の光景を語りたいと思います。

家族が病気の原因だという気持ちは全くなく、また事実にも反すると思いますが、摂食障害の家族を見ていると、いくつかの共通する光景に気がつきます。

私たち臨床家の見る家族は既に摂食障害になってしまったあとの家族ですから、バイアス、つまり先入観にとらわれて家族を見ているとの指摘もありますが、それだけではないと考えています。

① まず、子どもが親の機嫌を窺っています。夫婦に問題があれば、どちらかの親、あるいは両親揃って機嫌が悪くなるのは当然でしょうが、摂食障害の家でよく見るのは、その機嫌の悪さが日常化し、かつ、これ以上どうにもなるまいと、家族がひとつの諦めに達していることでしょうか。この諦めを子どもは敏感に察知します。

争いがあるのが子どもにとって辛い家族なのではありません。争いが冷え込み、押し込められた雰囲気が辛いのではないでしょうか。この意味で摂食障害の家族は、活火山というより、休火山の家庭だと思います。

② 摂食障害の人を見ていると、何とか親世代の揉めごとを解決しようと努力しようとして

いる、あるいはしようとしてきた人がいます。

子どもは、本来親世代の争い、揉めごとに責任はないはずなのですが、親だけでは解決が難しいことを子どもなりに悟ると、責任感の強い子ども、あるいはその揉めごとに耐えられない子どもは、自分の力で何とかならないかと考えます。しかし、所詮、子どもの力で出来ることではなく、子どもは無力感を感じるようになります。ここでも諦めと無力感は同じです。

摂食障害の人の同胞、つまり兄弟姉妹がいわゆる非行に走った家も意外なほど多く見てきました。私の想像では、この人たちは摂食障害とは別の形で、家庭に対し「やっていられない」との気持ちを表現したのではないかと思います。
③　親子げんかは少ないと思います。けんかといじめは違い、仲が悪いからするのではありません。けんかは相手の力量を知り、仲直りの仕方を学ぶ貴重な訓練でもあります。けんかをしないひとは仲直りの仕方も知りませんから、怖くてけんかが出来ません。
さて、親子げんかというのは、けんかをしても親が自分を見捨てないと思うからこそ、子どもは親に思いきり当たるのです。けんかをしたら、親が自分を見限ったり、仕返しをすると思えば、けんかは出来なくなります。

けんかというのは人間関係を学ぶ宝庫なのです。けんかの仕方を学ばない不幸は大人になりかけたときに響きます。

④　外部に漏らしてはならないタブーがある家も多く経験してきました。父の飲酒問題、親の宗教、家庭・親類に精神科の病気を持つ人の存在などです。どの家にも外部に喋ってはならないタブーは存在するでしょうが、ここでも辛いのは、タブーの存在は知りつつ、家族の中ですらそれを話題にすることに、暗黙の禁止がある場合です。

そのような状況で、「自分も精神科の病気だ」と感じた摂食障害の人は、「自分も同じように家族の秘密として葬り去られはしまいか」と恐れるでしょう。

ここに申し上げた光景は、摂食障害の家庭だけに見られるのではなく、家の不健康さに苦しむ家庭の多くに共通するものだと思います。あるいは日本の今の時代のある種の家庭に共通するのではないでしょうか。

最後の質問に関わることで、迷惑という点に絞って話してみようと思います。まず、親御さんには「子どもに迷惑をかけられる喜びを知れ」といいたい。

「うちの子どもはいい子で親を困らせたことがない」とか「親に迷惑をかけるような子どもではない」とかいうようでは、それこそ本当に困るのです。

学校の教師から「お宅のお子さんは躾が良く、問題がありません」などといわれて喜んでいるようでは、駄目な親だと私ははっきり言いたいですね。

子どもが我がままで頭に来た、子どもが非行をして警察へ引き取りにいった、学校で暴れて先生に謝りにいった、そういった思い出が将来の親子の信頼を築くのです。

「食べ吐きでこんなに迷惑をかけられている」と感ずる親もいるかも知れませんが、よく振り返ってみると、大体、親に迷惑をかけて来なかったお子さんが多いのではないでしょうか。それでは子どもは安心しません。迷惑をかけてこそ家族ではありませんか。心配をかけ合ってこそ家族ではありませんか。

親への迷惑は親孝行の始まり――子どもに迷惑をかけられて嫌になるくらいなら、そもそも親をするなといいたいところです。


摂食障害の人には、「親に思いっ切り迷惑をかけたらいい、思い切り心配をかけたらいい」といいます。思い切り心配をかけたあとには裏切られなかったという、安心が来るはずです。当然ですが、ここに難しさがあり、迷惑を喜びと感じない親もいるのです。そこを見極めるしかありません。

家族へのとらわれから解き放たれるのは大変ですが、そもそも家族への責任感の強い人が多いのではないでしょうか。責任感と恨みは裏腹かも知れません。

親の揉めごとに巻き込まれた恨みは簡単に消えないと思います。それで良いではありませんか。思い切り恨んではどうでしょうか。思い切り恨んだあとにはすっきりするかも知れません。最後には親の問題は親に返してあげるしかありません。親への恨みも一緒に返せると良いかも知れませんが、簡単とは思いません。

色々悩んだけれど、自分の親はこの程度だった。そうだったのか。

しかし、この程度の親に育てられたにしては、自分は結構まともじゃないか。親より自分のほうがしっかりしてるんだ。そう思えると、いいのではないでしょうか。親へのひとつの諦めと、親への感謝は矛盾しません。こんな親だった。でもありがとう。そう考えると少しだけ楽になりませんか。

第二回

Q 「(摂食障害のことをはじめとして)治療や家族の会につながる親やパートナーを持つ仲間がうらやましい」とか、「自分は親や家族に話せない、話したところで否定されたり、相変わらず無関心、実際には何も変わろうとしない」とか、「親が高齢だから今さら言えない、言ってもしょうがない」とか、「もう既に亡くなっていて、ぶつけようがない」という声を本人たちからよく聞きます。やはり摂食障害からの回復には親の協力や直接的な関わりが必要ですか。以上のような状況で親やパートナーからの協力や援助が受けにくい仲間たちは、一体どのような解決方法がありますか？

A

今月のご質問はつまるところ、理解力のない家族を持った場合、どうしたらよいのか。そして、摂食障害からの回復に家族の支援は絶対に必要なのか――こう考えてみました。

この二つはともに、孤独をいかに生きるかという問題ではないでしょうか。

私は先月申し上げたように摂食障害の家族の会を定期的に開いています。その理由のひとつは、摂食障害が家族の病いであると考えているからです。この家族の病いという表現は受け取り方によって様々な誤解を生みます。

私が考えるのは、摂食障害の人が、家族の病理を一身に引き受けている姿をいっています。病理とは、病気の病という字に理屈の理と書き、医学の言葉ですが、精神科の場合は、その人の持つ精神的な不健康さ、処理しきれない葛藤、などをいっています。

家族にもまた家族の病理、つまり家族の不健康さがあるという考えが成り立ちます。

家族が病気の原因なのでは決してありません。そもそも、病気の原因は複雑で特に精神科の場合、ひとつの事柄のせいにするのは無理があります。しかし、多くの摂食障害の人と会っていると、家族が抱えた問題、悩みを本人が誰にも言わず、誰にも負けずに引き受けてきた、引き受けてこざるを得なかった歴史があり、また摂食障害の家族にいくつかの共通する光景が浮かぶのも事実だと先月申し上げました。つまり、自分を取り巻く家族、自分を育ててくれた家族の有様に苦しんでいるのです。

家族の方と会い、家族会でずっと司会を続けていると、私たちの考える病気への理解をすぐに受け止める人、頭では分ってもすぐに行動に移せないと言われる方、様々です。私たちが困惑する家族は恐らく二通りで、一つは、家族全体の問題を考えることを拒否し、本人をいかに治すかという視点を決して譲らない家族です。このような家族はしばらくすると家族会には残念ながら参加しなくなります。もう一つのタイプは、「分りました。私のやり方がいけないんです」といいながら、実際には行動のパターンを全く変えない家族です。

たとえば、甘いものを見ると過食しやすいので、家族に対し、甘い物を家に置かないでと強要する人がいました。家族はそれに従う振りをするのですが、実際には甘いものを食べ、その痕跡が見つかってしまいます。見つけられた母親は、最初のうちは「もう家には甘い物は置いていない」というのですが、追及されると、「実は」と白状し、ついでに「ご免なさい。もうしないから」と娘、つまり過食の本人に謝ります。つまりうそをついていたことを認めてしまうのです。これが一回で終わればよいのですが、何回も同じことを繰り返し、そのたびに、この母親は娘に「ご免なさい」というのです。

私たちは、「謝る必要はない。お母さんは好きなものを食べてください。好きなものを食べて謝る必要はないし、謝るたびに事態は悪化します」と言いました。母親は、「本当にそうです。謝って、行動が伴わなければどうしようもないんですよね」と家族会で言います。ところが、次に聞くと、また甘いものの買い置きを子どもに見つかって、謝っているのです。

本人を絶望の淵に追いやるのは、理解のない家族というより、理解があるような姿をしながら、内実が伴わない家族のような気がしてなりません。本当の意味で子どもに辛いのは、このような家族ではないでしょうか。

さて、ここからがいよいよ、今月の核心なのでしょうが、しかし、しかし、と私は敢えて言いたいと考えます。

理解と行動力のある家族に囲まれての回復もあるでしょう。しかし、そのような例は私の経験では意外なほど少ないのです。理解のある家族といっても、すぐに変化できるものではなく、そもそも、本人の望むような変化をきたしうる家族であれば、問題がここまで深刻化していなかった可能性があるのではないでしょうか。

思うような家族の支援が得られない人の回復は、私は、山登りで言えば、単独行に似ていると思います。多くの人と登る山は気が楽で、いつも相談相手もいます。荷物も分担できます。それに対し、単独行は天気の変化も自分一人で予測しなければならず、道に迷ったときは一人の決断を迫られます。しかし、ひとつの山行を終えたときの充実感は格別でしょう。

単独行は旅の途中で知り合いに恵まれることもあります。ひとり旅のほうが、他人と親しくなった機会を持たれた方もいるのではないでしょうか。これはむしろひとり旅の特権かも知れません。

摂食障害に話を戻せば、家族に下手な理解のない方が、友人に恵まれるかも知れません。ナバのような自助グループに出会ったときに、仲間を見逃さないかも知れません。友人と出会ったときにそのチャンスを逃さないかも知れません。

このように、家族の中の孤独とは辛いことでありながら、決して否定的な事柄ではないことを私は言いたい。

私が熱心に家族会を開き続けるのは、本人と家族の融和、仲直りを目指すからではありません。そうではなく、むしろ、本人の単独行を見守って欲しいからなのです。

家族会でときに、本人に何をしてあげたらよいかとの質問を受けますが、私は、むしろ「嫌なことをしない」ことが先である場合が多いと考えています。つまり、親というのは、何をしてあげるのかというよりも、何をせずに済ませられるかにかかっているのではないでしょうか。

親というのは、どのような関係にあっても子どもへの支配力から自由ではありません。子を支配しがちなものである。それを親は知っている必要があります。理解のある親はありがたいものですが、邪魔なときも多いのです。ある年齢を過ぎれば、基本的に親という存在自体が子どもにとっては邪魔になる。煩わしく感ぜられるものなのだということを知って欲しいと思います。結局、親なんかいらない――そういえるようになったときのほうが回復は近づいているのではないでしょうか。

ここまでは親を中心に喋ってきましたが、パートナーの場合は事情は多少異なるかも知れません。親は必要がなくなればそれでよいのですが、パートナーはそうもいきません。摂食障害を分ろうとしない、あるいは感度の鈍いパートナーと別れるかどうかはもちろん皆さんの自由なので私がどうこう言えません。

ただ、言えることは摂食障害にだけ理解力がなく、他の面では満足できるパートナーというのは私は考えにくいと思います。生きる上での証に近い摂食を分ろうとせずに、他はうまくくなんておかしいじゃありませんか。私はそう思いますがむしろ皆さんの意見を伺いたいところです。

最後に、回復は誰の援助があろうと、その人個人の大切な歴史です。自分の歴史を作るのは孤独な作業です。そこに耐えて欲しいと希望します。

ナバのような自助グループと孤独は対立する概念ではありません。孤独を味わった人間のほうが自助グループの大切さも実感できるのではないでしょうか。孤独を味わう勇気を持ちたいと、私は自分の人生を振り返りながら思います。皆さんの健闘をお祈りします。

第三回

Q　ずばり、摂食障害の回復や成長を願う家族の手助けとして有効なこと、無効なこと、有害になることは何ですか。逆に本人から見て、親からしてもらってよいこと、してもらって逆効果になることはありますか？

A

少し言葉の問題を考えてみたいと思うのです。そもそもひとつの行いが有効とか無効とかを考えて子ども、家族、ひっくるめて言えば他者とつき合うのはしんどいですよね。

人と人との関係は、有効・無効で決まるものではありません。対人関係のあり方として、どのようなことが相手に気持ちのよいものなのか、その気持ちのよさが結果として、相手の手助けになるのか――と考えてみてはどうでしょうか。

当たり前のことですが、自分の行為が相手にとってだけ気持ちがよく、自分には気持ちが悪いと言うことはあり得ない話です。職業上、相手を騙す場合はあり得る話かも知れませんが、人間関係としては成立しないでしょう。

このような話をあえてするのは、相手にとって何がよいかばかりを考え、質問し、同じその行動が自分にとって気持ちがよいかどうかを考えない人がいるからです。これは摂食障害の家族関係に限りません。逆に言えば、摂食障害にありがちな家族関係というのは、他でもよく起きていることなのです。


ここまでを前置きにして、ひとつの例を考えてみます。

摂食障害の家族とつき合っていると、しばしば「何をしてあげたらよいのか」という質問を受けます。

この質問に対し、二つのことを申し上げたいと思います。

一つは、「何をしてあげたらよいのか」は、本当は摂食障害の本人に直接聞けばよいのに、それが出来なくなっている状況です。

何がして欲しいかは本人に聞けばよいのにそれが出来ずに、私のような治療者に聞かざるを得ない状況が起きている、その家族の困惑がまずあるのではないでしょうか。摂食障害という病気に直接取り組む前に、家族のコミュニケーションという問題がないでしょうか。

私たちのマーサウの会はそのような困惑を家族で共有するためにあります。「何をしてあげたらよいのか」という家族の疑問が、直接、本人に宛てて聞けるような状況が欲しい、そのようなコミュニケーションが家族の間で復活したときに、家族が本人に対し、有効な援助が出来たと言えるかも知れません。

ただし、この家族の間での直接のコミュニケーションが現実には難しいというか、容易ではないものなのです。出来ていれば摂食障害になってもあまり苦しまないだろうとすら言える、そう私は思います。

この風通しの悪さを何とかしたいものです。

二つ目のコメントは、家族と本人の関係を見ていると、「何をしてあげたらよいのか」ではなく、「何をしない方がよいか」を考えたい場面が非常に多いということです。またその方が手助けとしては遙かに実りあるのです。その例を挙げます。

本人が過食をしているとき、何かをしてあげようとするのではなく、黙っていればよいのです。誤解なきように言いますが、「見て見ぬ振りをする」のでは決してありません。親しい友人か家族の中であれば、誰かがトイレに行ったとき、見て見ぬ振りをする必要はないでしょう。あくびをしても同じです。家族・友だちとはそのようなものなのです。無視もせず、といって騒ぎもせず、淡々とするのです。家族、そして友人のありがたさとは自由におならができることなのです。

「あなたの辛さはよく分る」などともあまり言わないことです。お互いの理解は日常の行動でじわっと伝わるのであり、分った、分ったといっても相手に通じないことが多いものです。相手が「辛くて――」と訴えてくれれば、「そうだね」と言葉少なに返すくらいでよいのです。すぐにいつでも謝るのも相手への助けにはなりません。摂食障害の本人が今夜のおかずを指定し、母親がお惣菜を買ってきたとします。買ってきてから気にくわなくなり、母を非難する人がいます。

揉めるのはいやだからとにかく謝ってしまおうとする人がいますが、その場を納めるために謝ってもらうと、あとに響きます。つまり、深い人間関係が結べなくなります。

本人の機嫌が悪くて皿を割ったとしましょう。本人を宥めようと、謝る必要もないのに先に謝ってしまう家族があります。これは本人の助けになりません。

なぜならば、要するにこの場を納めるため謝っているに過ぎない、そのくらいはすぐ分ってしまうのです。とにかく本人は病気なのだから、謝ってしまおうとする家族もたまにいますが、どうかなと思います。何をしても、病気のせいにされると本人も息苦しいのではないでしょうか。

家族がしないほうがよいことを喋っているときりがなく、またあとで述べますので、そろそろ、実行してみる意味のあることを考えてみましょう。

家族が家族の気持ちを率直に語ることです。少なくともその方向での気持ちを持ち続けることです。そのためにはじっと聞く時間が必要になるかも知れません。恐らく相手には言いたいことがたまっていたに違いないからです。

相手の言うことを遮らず、ゆっくり、これでもかと言うほど、数回でよいから、相手の言うことを徹底して聞いてみてください。喋ることよりも、聞くことがいかに辛抱のいる体験なのかを感じることが出来るでしょう。そして、摂食障害の人の過去が、いかに喋ることよりも、聞かされることに時間を割かれてきたかを理解してください。

家族が率直であることは長い目で見て、決して悪いようには作用しません。

最後に、家族は他の家族と交流することをお勧めします。

「うちは他の家族と事情が違う」と言い続ける家族がたまにいます。

ひとつひとつの家族が違うのは当たり前で、しかし、どこか参考になるところを見つけられる人は見つけます。

アルコール依存症の自助グループでも「毎回のミーティングに必ず宝が落ちている」と言います。見つけようとしない人には見つかりません。

孤立している家族は本人を助けることが出来ません。家族が孤立から離れ、本人対家族という窮屈な関係からいささかでも自由になるほうが余程、本人にとって楽なのであり、それが摂食障害に苦しむ人への援助になります。


さて、もう一度、家族がしないほうがよいことの続きです。

本人に対し、怒らせまいと腫れ物に触るような態度は、助けになりません。なぜなら、相手は自分が尊重されたとの気持ちを持つことが出来ないからです。

先ほど少し言いかけましたが、本人のすることを全て病気扱いするのもよくありません。過食のためにスーパーで盗みをする、過食が苦しくて家のガラスを割る。それが摂食障害からくる苦しさのためと分っていても、「病気だから仕方がない」と諦めてしまうのは病気から立ちなおろうとする勇気を逆に挫きます。ガラスを割るのは困るとはっきり伝えてよいと思います。

ここまでを少し復習したいのですが、家族の援助としては、何かをしてあげようと試みるのはしばしば、かえって状況を悪化させ、むしろ何をしないでいられるかが、本人の助けになると思います。そう考えながら行動していると、自然に何をしないほうがよいのかが見えてくるのではないでしょうか。

本人から家族に対して頼んでよいことに移ります。

私はなんでも頼んでよいと思います。してもらって逆効果なことも思いつきません。してもらって逆効果かどうかを考えるよりも、実際にしてもらって、いやなことを言える関係が欲しいです。

言いたいことをいえばよい、頼みたいことを頼めばいい。ただし、相手が言うことを聞いてくれるかどうかは保証できません。

ひとつ、悲しいというか残念というか、申し上げたいことがあります。

それは、摂食の本人より、感度の鋭敏な家族にはなかなか出会わないということです。

人間の感受性とは対象によって色々ですが、摂食の人が悩んでいる、私の経験から言えば、家族の葛藤、対人関係、生きていることの苦しさになりますが、それに最も敏感だったのは紛れもなく本人だったのであり、同じ敏感さを家族に求めても、虚しいようです。

もちろん、大きく変化する家族もいます。真剣さに心うたれる家族、本人との理解が進む家族も大勢います。その楽しさで私たちはマーサウの会をやっています。

しかし、辿り着く先は、本人を心底理解したというよりも、家族にとって手の届かないところまで達した本人の気持ち、境遇を何となく見守る——といったところのような気がしてなりません。

家族が鈍感というのではありません。ただ、鈍感な部分はあったと思うのです。その部分に関して、敏感になれといっても難しいと私は思うだけです。なんだか悲観的な話のように聞こえるかも知れませんが、親子関係というのはそれでよいのではないでしょうか。

今回の話は何か希望のない話のように思われるかも知れませんが、親子関係は苦しむに値しないといっているのではありません。ただ、自分を根底から分ってもらおうとする努力はしんどいなあという気持ちがあります。

最後まで聞いてくださりありがとうございました。皆様の回復をお祈りします。

第四回

Q　精神科医として、また一人の人としても多くの摂食障害やその家族に関わってきた大河原さんがイメージする、摂食障害から回復・成長した（しつつある）家族像や本人像ってどんなものでしょうか？　そうした望ましい方向へいくには家族には何が必要ですか？　また本人には何が必要でしょうか？

A

いつものように家族から考えてみたいと思います。親という立場で考えてみます。

回復のひとつのきっかけ、あるいは目安といってもよいのかも知れませんが、それは子どもとの距離ではないでしょうか。子どもにあれをしてあげよう、これをしてあげたいと思い悩むのをやめ、少しの距離を取り、ひとりの人間として見守る姿勢が出来てくると、状況は安定し、その親子を見る周囲も安心してきます。

自分の子どもをある意味で「大したものだな」と思えることです。子どもは、親ばかなる親によって育つと私は思いますが、摂食障害になった自らの子どもを、「こんな感性があったのか、大したものだ。鳶が鷹を生むというのはわが家のことだったたか」くらいに思えたときがいい家族だなと思います。

私の主催するマーサウの会でも、鳶が鷹を生んだというと、笑ってくださる家族があります。そんな家族は親子関係に余裕が出来つつあり、家族がひとつの安心を見せているはずです。ところが「食べ吐きをしていて、どこが鷹なんだ」と思っているうちは子どもに追いついていないといえます。

子どもをひとりの人間として見ずに、いつまでたっても親子という枠組みでしか考えられない家族は、しんどい関係を続けます。

レバノンの詩人、カーリル・ギブランの「子どもについて」という有名な詩があります。

あなた方の子どもはあなた方を通し生まれてくるけれども、あなた方から生じたものではない。

あなた方は弓のようなもの。

その弓からあなた方の子どもは生きた矢のように射られて、前へ放たれる。

本人の回復を考えてみます。

親からみて子どもが大したものと思えることは、裏、つまり子どもから見ると「この親は大したことがなかった」と思えることになります。この「大したことがない」というのは馬鹿にすることではありません。自分のような感性は持っていなかった親だ、しかし、自分のような感覚を持つ人間を育ててはくれた、感謝はできるのです。

中野好夫という人がいました。もう二〇年近く前に亡くなりましたが、英文学者から出発したのち、『忘れ得ぬ日本人』『怒りの花束』など多くの評論を書きました。彼の好んだ座右の銘があり、それは「私は誰も羨まない。誰も私を羨まない」というものでした。もう一度言います。「私は誰も羨まない。誰も私を羨まない」です。

人を羨むのは自然な心情です。私自身はクラシック音楽が大好きな人間で、毎晩CDを聞きながら眠ります。モーツァルトやブラームスの音楽のない世界を想像することは出来ません。ところが私には音楽を演奏するのに必要な音感もリズム感も乏しく、音楽を聞くことしか出来ません。音楽の才能のある人をどれほど羨んだか知れません。

しかし、音楽に余るほどの才能がありながら、使うことを知らない人が多いのも事実なのです。この世はそのように不公平に出来ています。その不公平さを認め、しかし、自分の持つ感性を味わうことが、先に挙げた中野好夫の言葉につながるのではないでしょうか。

それは孤独に生きることでもあります。自分の孤独を生きる決心をしたときに人は生き始めます。

孤独を感じたときにどうするか。孤独を感じ、食べ吐きしか思い浮かばないときにどうするか。この数か月間、電話メッセージで私は食べ吐きのような摂食障害の症状をいかに抑えるかという種類のアドヴァイスを全くといってよいほど申し上げてきませんでした。症状にはそれ以上の自己破壊を押さえる意味があり、食べ吐きも同じです。リストカットはそれ以上の自殺願望から本人を救っている意味があります。

しかし、食べ吐きやリストカットが苦しい症状であることも事実です。食べ吐きをやめたい、リストカットもいい加減やめたい、そう思ったときにどうするのか。

相撲には型というものがあり、後の九重親方、千代の富士は左上手を取ればまず負けなしでした。初代若乃花は右上手を一枚取れば勝つだろうと言われていました。食べ吐きから逃れるにも孤独から逃れるにもひとつの型が有効なときがあります。

皆さんはどうしていらっしゃるのでしょうか。親しい友人に連絡するのもよい、深呼吸もいいかも知れない。私は好きな山の本を広げます。樹木の本を広げ、心を鎮めようと努力します。

回復とは自分の個性を発見する過程であり、自分の好みを発見する過程でもあります。摂食障害の人と付きあって感じることのひとつは、頑固ではあるのですが自分の好みに自信を持っていないと感じることがあります。自信を失わされてきたという方が正しいのかも知れません。

現在、日本の文学は熱心な読者を失いつつあると私は思います。好きな作家を持つことをお勧めします。文学に限らず、自分の好みを持ってください。

自分の好みに自信を持つことと孤独を味わうことは決して矛盾しません。自分の世界を持ち、その孤独を感じ、それはやがて他者への優しさになります。他者との関係でもいやなことはいやと言える勇気、それは回復につながります。

最後にひとつ申し上げたいことがあります。回復は拒食や食べ吐きが収まってから起きるのではもちろんありません。ひどい症状に悩まされながらも、いえ、症状が始まったときから既に魂の回復は始まっているのです。苦しんだときから回復は始まっています。摂食障害という行為自体がひとつの回復の始まりなのです。摂食障害になったのは自分の回復の始まりであった。だからなってよかった。よかったかも知れない。

孤独を味わうのは勇気でもあります。しかし、勇気を持ってここを通過しよう。その気持ちが回復を押し進めると思います。付け加えたいと思いますが、孤独を感じ、孤独を生きる意味は家族に対しても同じことがいえるのではないでしょうか。皆さんのご健闘をお祈りします。

第５回

Ｑ　摂食障害って本当に病気と言えるのでしょうか？　病気だとしたら何科の病気？　医者に行かなくてはいけませんか。
自助グループは摂食障害の回復に有効なのでしょうか。アディクション問題ということで主治医の先生が地元のアルコールのグループに行ってみなさいといいますが、アルコールの問題がなくとも、行って良いことがありますか？

A

摂食障害が病気か否か、それは何を病気と考えるかという定義の問題でもあります。これはそう確実な問題ではなく、癌であれば、大抵の人が病気と納得するでしょうが、ギャンブル依存を病気と見なすかは現在でも意見の分かれるところではないでしょうか。

摂食障害は病気か否か——、ひとつの見方は、その診断によって本人が楽になるかどうかだと思っています。「あなたは摂食障害という病気であり、他にもたくさん仲間がいて、苦しいけれどもやがて回復する。必要なときは医療の援助を受けられる」そういわれて楽になるかどうか。説明の仕方に大いによるのでしょうが、病気と言われて楽になれば、そう考えた方が得なのかも知れません。病気というのはそう考えたほうが得な場合に納得すればよいのです。

摂食障害という病気と言われて納得がいかない人もあるでしょう。その人は病気という認識なしに、自分の力で回復してゆく人かも知れません。「自分の意志で食べ吐きをしているのだから、他人からとやかく言われたくない。病気とも思わない」という立場もあるかも知れません。それはそれで、誰も批判の出来ることではありません。

さて、別の角度から見ると、精神科医療の扱う病気は広がり、米国の診断基準を見ると、人間の悩みは全て精神科の病気であるかのような印象を受けます。少し落ち込んだくらいでうつ病と思われては困りますし、子どもが学校で暴れるとすぐに精神科の病気ではないかと考えるのは危険な風潮だと思います。精神的に困ったことがあると、すぐに専門家の診断や援助を求めるのは専門家信仰です。そこには、ひとりの人間を支え、援助する周囲の力が弱くなっている時代背景があり、私は心配です。周囲というのは親・親戚・友人・地域の知り合いなどを含みます。

私は、精神科が非常にはやることがよいとは思っていません。病気の早期発見・早期治療というスローガンもよいときばかりではなく、人が専門家に頼らずに回復してゆく可能性を見逃しているときがあります。

摂食障害に話を戻すと、外来で三十代、四十代の女性の話を聞くと、若いときに食べ吐きの経験のある人に結構会います。その人たちは医療の援助を受けずに回復しています。それでよいのです。

医療の援助を求める人たちは、周囲の援助の乏しい人かも知れない、それが病気の自然回復を妨げているのかも知れない、周囲の人に恵まれていれば、もう少し運が良ければ、医療の助けを必要としなかったかも知れない――そのような視点が必要です。

ここで留保があります。それは摂食障害の子どもを持つほとんどの父親が最初に示す反応です。

拒食の娘を知り、「馬鹿なことをしている。しかし、そのうち気がつくだろう」と考えます。過食、そして毎晩吐いていることを知らされると、「無駄なことをするのもいい加減にしろ」となります。この父親が、なぜ娘の行動を病気と思いたくないかというと、一つには、食べ吐きをする人が大勢いる事実を知りません。

もう一つは、食べた物を吐いてしまうという行動を認めたくないからではないでしょうか。あるいはそのような行為に対する反感かも知れません。

つまり、摂食障害の行動への恐怖、反感から、「そんな病気があるはずがない」となるのではないでしょうか。

次に、仮に病気とすれば、何科にゆくのが適当な病気なのかを考えてみます。結論から言うと何科でも構いません。生命的な危機に陥ったときは別ですが、医者である必要もほとんどの場合ないと思います。現在、医者が出来て他の援助職が出来ないことは薬の処方くらいですが、私の経験では、一時期薬を必要とする摂食障害の人はいたとしても、薬で治った人はいないと思うからです。過食に効くと言われたＳＳＲＩという薬も私の経験では全くといってよいほど効きません。

心療内科がしばしば扱う、心身症についてお話ししたいと思います。心身症というのは、精神的に葛藤とか苛々があり、それが、頭痛、胃潰瘍など、身体面での症状を持って現れる病気を言います。ストレスの強い人は、心筋梗塞になりやすいことも分っています。つまり、精神的な問題が、思わぬ体の病気になって出現してくるのが心身症です。

こう考えると、摂食障害が心身症ではないことははっきりしています。摂食障害の人にとって、痩せることとは自覚された行為の結果であり、思わぬところに出現した痩せではありません。食べ吐きというような症状に隠された意味は心筋梗塞の胸の痛みとは全く違います。

以上のような前提をふまえたうえで、摂食障害を誠意ある態度で見る医師は、どの科にもいると思います。摂食障害を自分で独占しようとしない援助者、自分のやり方が絶対だと思わない人、治療の失敗を語り合える人に出会うことをお勧めします。摂食障害は時代の病い、ジェンダーの病いでもあります。

自助グループは絶対にお勧めです。ああ、仲間がいるんだという安心感、それは他では得られません。電車で一時間かかっても行く、二時間かかっても行く、その努力を重ねられる人は回復します。今まで散々、辛い努力、報われない努力を重ねてきた人も多いと思いますが、自助グループに通うのは、回復のための努力であって、今までとは方向の異なるものです。

この辺はアルコール依存症と同じで、なろうとしてなったのではない、努力をしてなったのでもない、しかし、なったあとに努力せずに治るのではありません。自助グループに通うのは、報われる努力のひとつです。ただし、参加すればかならず治るといった特効薬ではありません。そこで何を得るかが回復を決めます。

摂食障害の自助グループがないとき、AAなど、アルコール依存症の自助グループが勧められるときがあります。

AAに出かけ、あなたがあらたに傷つけられる可能性は少ないと思います。しかし、違和感も残るでしょう。私は、女性の摂食障害であれば、むしろどこか女性だけの集まりにゆくことを勧めます。

あるアルコール依存症の人がいました。酒がなかなか止まらず、妻が困惑して私のところにやってきました。仮にBさんとしますが、Bさんは断酒会、家族会、色々なところに出かけました。最後に、山梨県にある、女性だけのAAに出かけました。そのAAグループは、女性であればアルコール依存症の本人であるか否かを問わずに参加を引き受けていたからです。そして、Ｂさんは、自分がアルコール依存症の本人でないにも拘わらず、女性ＡＡで、一番ホッとしたというのです。女性ＡＡは何らかの生き難さを自覚した人の集まりでもあります。Ｂさんはそこで居場所を見いだしました。

現在の日本で、女性の摂食障害の感覚に近いのは、アルコール依存症の人一般なのではなく、同じ病気であるか否かを問わず、感覚を共有できる同性なのかも知れません。

病気の成り立ちとしても、男性のアルコール依存症と女性のアルコール依存症の間の距離よりも、女性のアルコール依存症と、同じ女性の摂食障害の間の距離のほうが近いように私には思えるのです。もちろん、女同士で意見、感覚の違うこともあり、いちがいに言える問題なのではありません。

しかし、女性の抱える悩みがいかに共有しうるところが多いかは、未だ日本の事実なのだと思います。

最後まで聞いてくださり、ありがとうございました。

第二章　アルコール依存症の臨床から

1

アルコール依存症の家族へのアドヴァイス──改訂版

なぜ、家族なのか

これからアルコール依存症の家族へのアドヴァイスを伝えてゆこうと思う。

本人に対してではなく、なぜ、家族へのアドヴァイスなのか。アルコール依存症になった本人の努力を無視するのではない。本人に伝えたい事柄が少ないのでもない。

ただ、本人は結局のところ、自分の病気であるから、どのような病気であるかは肌で感ずる。医師からアルコール依存症と診断され、あるいは周囲から「アル中」と決めつけられ、見た目には反発している人でも、心の中では意外なほど苦しみ、かつ分かってもいる。そして、私たちから見ると治りたいときには治ってゆく。（残念なことだが、自分の病気を半ば知りながら、平均寿命を遥かに下回る若さで亡くなってゆく人は多く、家族とアルコール医療に携わるものの無念さとなっているのだが、それについてはあとで述べよう）

しかし、家族の立場から考えると、早く治ってもらわなくては困る。日本ではまだ多くの場合、アルコール依存症になるのは一家の働き手であったり、これから社会で活躍してほしい青年であったりするから、アルコール依存症の人を抱えた家族は困惑する。

しかし、いくら家族が酒をやめるように説得しても、本人の行動は思い通りにならない。酒をやめる様子がない。あるいは、しばらくやめていたはずの飲酒がまた始まる。隠れて飲んでいるらしい。そして、家族の中に、

「お願いだから、酒をやめて」

「分かっている。しつこい。明日からやめるといっているじゃないか」

「そんなせりふは聞き飽《あ》きました。いつになったら本気でやめるの」

「だから、もう飲まないっていってるじゃないか。しつこくいうからかえって飲みたくなるんだ」

「じゃあ、私が黙っていたら飲まないっていうんですか」

こんな出口の見えにくい会話が繰り返されるようになる。「家族を巻き込む病気」といわれる所以《ゆえん》である。

アルコール依存症は「家族の病気」という烙印《らくいん》をもらってきた。

「妻の注意の仕方がきついから、夫が大酒を飲むようになる。もっと優しく接すればいい」

「甘やかして育てたから、酒がやめられないような自制心のない子に育ったのだ」

――妻へも親へも、心ない偏見がまかり通ってきた。

「家族の病気」といわれる背景には、家族を巻き込む病気というだけではなく、家族が適切な対応をしないがために病気が起こり、あるいは重症化するというニュアンスが込められる。

そのような推論はどこまで正しいのだろうか。

ひとつだけ結論をいってしまえば、アルコール依存症は、家族が原因で病気になるのでは決してない。しかし、家族の対応で病気の姿は大きく変化することがある。本人の強い味方となることも出来る。それはこの病気の特徴でもある。

では、家族はどのような協力をしたらよいのか。何をしないほうがよいのか。このような問題をひとつずつゆっくりと、考えてゆきたい。

註1　我が国でも女性のアルコール依存症は増えてきた。東京地区の自助グループでは男女の比率が一対一に近づいているところがあるし、私の勤務する病院でも、入院患者の二、三割は常に女性である。

女性のアルコール依存症の状況を考えると、従来、臨床の現場でいわれてきたことの当てはまらない場合が多い。それほど、彼女たちの置かれた立場は、男性のそれとは異なると私は思う。

これから述べるアルコール依存症の家族へのアドヴァイスは、女性のアルコール依存症を抱えた家族に当てはまる事項もあるが、どちらかというと残念ながら、男性のアルコール依存症者を囲む家族、多くの場合は妻、両親などを念頭においている。女性のアルコール依存症を抱えた家族へのアドヴァイスは最後に少し触れるつもりである。

註2　アルコール依存症は alcohol dependence の翻訳である。昔はアルコール中毒、略してアル中と呼ばれたが、中身が変わったのではない。アルコール中毒は、現在は、医学的に身体がアルコールの中毒症状を示している場合に使われる。これに対し、酒へのコントロールを慢性的に失った病態を、アルコール依存と呼ぶようになった。

しかし、アルコール中毒の原語であった、アルコホリズム alcoholism はまだ欧米では生き残っている言葉である。また、わが国におけるアルコール依存症治療の先達であり、作家でもあるなだいなだは、あるところで、イズム ism とつく言葉はおおかた、キリスト教、共産主義、父権主義、みな、人間のあるものに対する中毒を示していると挿話《そうわ》を紹介している。その皮肉な表現を借りれば、アルコール中毒という表現はことの真髄《しんずい》を突いているかも知れない。

アルコール依存症への誤解

具体的なアドヴァイスに入る前に、病気たる相手、つまりアルコール依存症を知らねばならない。ところが、「アルコール飲料を飲むからなった」――と、この分かりきったように思われがちなアルコール依存症に、実は誤解も多いのである。

なお、人類は日本酒、ビール、ワインと多くのアルコール飲料を開発してきたが、そこに含まれるのはエタノール（エチルアルコール）という同じ物質であり、アルコール依存症はこの物質を元に起こる。エタノール度の低いビールを飲んでいれば、アルコール依存症にならないというのではない。以下に表現する「酒」とはこのエタノールのことである。

日本でも戦後の一時期、メチルアルコールによる中毒・死者が続いたが、これはより危険な別の物質である。危険すぎて、依存症にはならない。

では、以下に誤解のいくつかを挙げてみよう。

（1）アルコール依存症は全員大酒家である。
（2）アルコール依存症の人は毎日飲まずにはいられない。
（3）飲む量を加減すればよいのにしない。節酒が出来るはずだ。

（4）寂しい、辛いと、飲酒をする理由があるから病気になる。「うつ」で落ち込むから、飲酒をしてアルコール依存症になる。
（5）途中で酒をやめられない、弱い性格の人がなる。
（6）社会生活の崩壊（ほうかい）した人がなる病気である。仕事も出来ない。
（7）なりたくてなった病気である。酒をやめる気のない人たちである。

さて、どこが誤解なのだろうか。
（1）アルコール依存症に大酒家が多いのは事実であり、かつ危険因子ではあるが、問題の起こり方が異なる。
アルコール依存症が問題にするのは、一般の人たちからみた「飲酒量」ではなく、「その人の飲み方」である。「その人にとっての適量」を超え続けたときに、疾患《しっかん》は発生する。これが病気の本態でもある。「その人の適量」を超え続けると、社会生活上の、さまざまな問題を起こすようになるが、ここに気づいても飲酒をやめられず、なお飲み続けてしまうのがアルコール依存症である。

したがって、大酒家とはいえないアルコール依存症は存在し、また大酒家の一部だけが将来のアルコール依存症になる。

特に女性には大酒家でないのにアルコール依存症になる人が多いと私は思うが、統計的な実証はない。

（2）一年、三百六十五日飲んでいた人、風邪をひいた数日以外毎日飲んでいた人もいるが、そうでない人も多い。

「飲酒欲求」がきたときに、抗しきれず、飲酒に走る人は多い。飲酒欲求は非常に強いもので、テレビのコマーシャルを見ただけで飲みたくなる人、妻とけんかをすると飲みたくなる人、緊張が支配した仕事が終わると急に飲みたくなる人。人により、過去の飲酒習慣によりさまざまであり得る。

この飲酒欲求は決して毎日くるのではない。人によっては数日に一回であろうし、それも一〇分ほどの短い時間である場合が多い。しかし、短くとも強烈なのである。

（3）「節酒（controlled drinking）」とは毎日、決められた（あるいは自分で決めた）以上の量は飲酒しないことであるが、これが出来なくなった状態こそが、疾患としてのアルコール依存症である。

なぜ、出来ないかについては、脳内の変化が想定されているが、経験的にも、元の「その人にとっての適量」に戻ることは非常に難しい。条件に恵まれた数%といわれる。

　ただし、節酒に戻る確率がゼロといわれるのは、ひとつの教条であり、正確ではない。成功率が皆無ではない節酒に挑もうとする人を押しとどめることはできない。

　ただ、難関は残る。まず、節酒と「社交飲酒（social drinking）」は異なる。前者は「これ以上飲んではいけない」という、毎回の、苦しい努力を伴う。アルコール依存症で回復した人は、節酒をしていた時期を「苦しかった」と振り返る。飲みたくても必死に我慢をしたからである。人間のおおかたの辛い努力と同じで長続きはしない。だからこそ、節酒を試みた多くの人が元の過量飲酒に戻ってしまう。アルコール依存症をまだよく知らない家族が「飲んでもよいから、少しだけにしなさい」と忠告する場面があるが、これは、相手に出来そうもない難題を持ちかけ、苦しめる結果となる。

　節酒に対し、社交飲酒は機会飲酒（chance drinking）ともいい、たまたま訪れた社交の機会に飲酒をするだけで、その人を束縛する習慣とはなっていない。たまに飲みすぎはあるだろうが、習慣化はしていない。自然な振る舞いのうちで飲み過ぎていないだけの話であるから、苦しくもなく、飲み過ぎないための特別の努力を要しない。アルコール依存症がここに戻る確率は、節酒と同様、非常に小さい。短期間は出来たつもりが、「気が付くと救急車で入院していた」、「精神科病院の保護室で目を覚ました」というエピソードは事欠かない。

節酒自体が、アルコール依存症の飲み方であることを忘れないでほしい。

ここで「回復」の言葉を説明しておきたい。アルコール依存症では「治癒《ちゆ》」といわずに「回復」と呼ぶ。ひとつには、元通りの飲酒、つまり適度に飲酒していた頃に戻れないからである。風邪が治り、もとの身体になるという具合にはいかない。

もうひとつには、酒をやめて新しい人生を始めようというメッセージが含まれている。飲酒を楽しんでいたはずの生活に戻る「夢」を捨てたときに、アルコールの人には新しい希望が生まれる。

「酒をやめて本当によかった」——これが回復である。

（4）物寂しいときに飲酒をしたくなる人がいる。憂さ晴らしに飲む人もいる。

しかし、ほとんどの場合は、憂さが完全に晴れなくとも、酒は適当に切り上げる。飲み過ぎたとしても、次の機会には途中で飲酒をやめる。人間には、慢性的な過量飲酒は避ける自己保存性が備わっている。他の病気にも言えるが、疾患とは生物に備わった自己防御システムが幾重にも渡って破壊されたときに発生する。

では、なぜ、ある人が「その人にとっての適量」を毎回のように超えるようになるのか。これは、アルコール依存症の病因論に関わることだが、目下のところ、「家系内にアルコール依存症の人がいると、危険率は高まる」事実が知られているに過ぎない。家系内発生には二つの理由が考えられる。

ひとつは遺伝要因であり、現在までの研究によればアルコール依存症は単一遺伝子に支配されず、いくつもの遺伝子の影響を受けている。従って、他の病気、あるいは性格傾向と同じように、生物学的な両親などからもらった遺伝子の影響を受ける事実に不思議はない。伯父、伯母など近い家系内にアルコール依存症の人が多いほど、その人の発症危険率も高い。

もうひとつは、たとえば、父親がアルコール依存症の場合、子どもは普通の飲酒の仕方を学ばず、アルコール依存症の飲み方しか学習できない問題がある。

つまり、父親の飲み方がいやで、「酒は飲まない」と禁酒する子どもがいる一方で、飲み始めると、もともと適度な飲酒を知らないがゆえに、父親のような過量飲酒を繰り返すようになってしまうという説明である。

これはかつて、飲酒量の割にはアルコール依存症の発症率の低かったイタリア、ユダヤ社会が、「酔っぱらい」には厳しく、逆に「酔っぱらい」に比較的寛容であったフランス社会が、飲酒量の割にアルコール依存症の発症率が高かったこととの説明として語られた。しかし、少年期の学習効果がどこまで将来の発症を予見するかについての結論は出ていない。

うつとの関係は重要である。うつになると飲酒に逃げて、やがてアルコール依存症になるとの説明は、うつがひどくなると、飲酒の活力すらなくなる事実を見逃している。少なくとも薬が必要なほどのうつ病においては、飲酒する元気も失せているのである。

また、うつ病の手前（?）で、憂さ晴らし、あるいは落ち込んで飲酒をしたとしても、ほとんどの人はアルコール依存症になる前に、途中で飲酒をやめてしまう。そう簡単にアルコール依存症にはならないのである。

逆にアルコールの慢性的な過飲はうつ状態を引き起こすことがある。多くのアルコール依存症者が「うつ状態」との思いこみ、あるいは診断で、ときに抗うつ剤を飲みながら、飲酒を続けていることがあるが、そのようなときには、先ず、アルコールを断つことが診断のためにも治療のためにも必要である。うつ病であるか否かは、アルコールを断ってから、最低一ヶ月は様子を見ての診断となる。飲酒状態での「うつ状態」は、多くの場合、「気分の落ち込み」であって、正式に診断される「うつ病」とは異なる。

世間の推論とは異なり、飲酒量が進むのは、むしろ躁《そう》状態のときであるが、このときもアルコール依存症にまでなるかどうかは、別の要因が関係し、一概にはいえない。ただし、現実に躁状態と平行したアルコール依存症の悪化（急激な飲酒量の増加）はしばしば経験する。

（5）ある病気になりやすい性格傾向のことを「病前性格」と呼ぶ。アルコール依存症については、「甘えん坊」「自己中心的」「弱虫」などいくつもの形容が与えられてきた。

幸いなことに、今日、そのような病前性格は否定されている。気の弱い人も図々しい人もなる。自罰的な人も他罰的な人もなる。疑い深い人は、私の勤務する病院で三か月も働けば、認識を改めてもらえるであろう。

確かに性格がいかにも脆《もろ》く、少しのストレスで再飲酒を繰り返すと思える人がいる。しかし、性格上問題がないのに、一向に回復しない人もいる。では、なぜある人が気づき、酒をやめてゆくのか。ここには本人の性格、周囲の環境などさまざまな要因が絡んでくる。しかし、これは、「なぜ、アルコール依存症になったか」ではなく、「なぜ、治らないか」の問いであることに注意してほしい。病気になってゆく理由と回復する理由は異なる。

少なくとも、アルコール依存症になってゆく理由として、特定の性格傾向は認められないという意味である。

（6）米国の、ある信頼に足る長期研究によれば、現にアルコール依存症の人を抱えた、多くの家族の収入を見ると、そうでない家族に比べ、有意に低かった。

しかし、過去にさかのぼり、同じ家族群を調べると、アルコール依存症を発生する前の収入に差はなかった。すなわち、アルコール依存症を抱える家族の低収入は、病気の結果であり、病前からのものではなかった。

仮に、現在の日本でアルコール依存症が社会生活の崩壊した人の集まりのように感じられるとすれば、それは、病気がよくなっていない証左ではあっても、原因ではないし、正確な臨床《りんしょう》像でもない。

いわゆる著名人にもアルコール依存症は多い。作家の野坂昭如や中島らもは病気を自認していたが、仕事も大いにこなして来た。しかし、ミスも多い。それは病気がよくなっていないためだと、端《はた》から見ているだけではあるが私は考える。囲碁の藤沢秀行は自他共に認めるアルコール依存症であり、「酒を飲んでいる方が囲碁も元気である」との評価もあるが、素人の私は、やはり断酒した方が彼のタイトル獲得数は伸びたであろうにと考える。ただ、難しいのは、断酒をしただけでは元気にならないのであって、断酒をしたあとの生き様が問われるのだが。

芸能人にもアルコール依存症は多い。彼ら以外にも仕事をしながら病気と闘っている人は実に多く、私たちが出会うのはむしろ、仕事を必死にするアルコール依存症の人たちであり、仕事をしている間はアルコール依存症といわれなくてすむと訴えているかのように見える。

仕事が出来ているか否かはアルコール依存症の診断には結びつかないが、アルコール依存症から回復しないままでいると、仕事が出来なくなるのは事実である。したがって、アルコール依存症と思われる芸能人は、残念ながら、比較的若くして亡くなったり、仕事が徐々におろそかになっている。

註3　二〇〇四年七月、中島らもは酔って階段から落ちて亡くなった。アルコール依存症でしばしば見られる死亡原因である。アルコール依存症の知識があり、本を書いていても回復には結びつかない、悲しい例である。妻の手記が述べる如くに「らもらしい死」ではなく、「アルコール依存症らしい死」である。死が全てを美化するのではない。

（7）ここまで述べてきたことでほぼ明らかかと思うが、アルコール依存症はなろうとしてなれる病気ではない。「アルコール依存症になってみるか」と思い、飲酒を続けても、途中でいやになってしまうのである。ほとんどの人は飲めなくなってしまう。自助グループで、「誰でもなれる」といわれることがあるが、そう簡単ではない。
「なろうとしてなれない」事実は、「好きこのんで病気になったのではない」ことでもある。
「アルコール依存症になってみよう」と思いながら飲酒を続けてきた人は、どのような重症なアルコール依存症の中にもいない。

そして、わずかの例外を除けば、アルコール依存症の人はいくたびか途中で立ち止まった人であることを忘れてはならない。周囲から注意を受け、自ら飲み過ぎを反省するなどして、「断酒経験」を持つアルコール依存症者は多い。だが、そのうちの何割かの人は、いつしか飲酒欲求に流され、再び飲酒を始め、病気の慢性化を止められなかった人たちである。

「節酒経験」であれば、ほとんどのアルコール依存症の人が経験していることだろう。それほどに、「飲み過ぎている」という自分の問題を知っているのである。

節酒、あるいは断酒の経験は、アルコール依存症の診断基準の一項目に数えられるほど、実際にはアルコール依存症の人の特徴なのである。アルコール依存症でない人は、節酒、断酒というような経験を自らに課する必要がなかったはずである。

したがって、アルコール依存症というのは、飲酒をやめない人というより、「飲酒をやめよう、あるいは控えようと努力したが、出来ないできた人たち」というのが正しい。

私たちの病院の人々を見ても、「今度こそ、酒をやめる」と言い残し、現実にそう決心して退院しながらも、しばらくすると、「もう一度、入院させてほしい」と言って、戻ってくるアルコール依存症の人は本当に多いのである。

「おれはアルコール依存症ではない」と、いわゆる否認を続けるアルコール依存症者は確かに数知れないが、上に述べたように必死に治療を求めるアルコール依存症者もまた多い。その人たちにとっての真実は「酒をやめたくともやめられなかった」のである。

ではなぜ、同じやめたいと願ったのに、ある人は現実に酒をやめ続けることができ、ある人にはそれができないのだろうか。これこそが、アルコール依存症最大の難問であり、多くの人を悩ませてきた。断酒が出来ない人たちには「人格＝パーソナリティー障害」の診断で済ませる時代も長かった所以である。

この冊子は家族用であるから、詳述はしないが、回復のための次の三つの要因を挙げたい。

①　病気の理解。アルコール依存症の成り立ち、病気の経過、回復の仕方などを知る。誤解が多い病気なだけに、これらの説明だけで、病像が大きく変化するアルコール依存症者はいる。

②　底つき体験。「もう、駄目だ！」という感覚なのだが、この冊子で詳しく述べよう。

③　仲間の存在。アルコール依存症は人から褒められない病気である。余り同情もされない。ところが、本人を駄目人間と思わず、共感を持って接してくれる仲間がいる。それが、おなじアルコール依存症となり、しかも回復を目指す仲間の集まり、自助グループである。

一九三五年、米国の二人のアルコール依存症者がＡＡ（アルコホーリクス・アノニマス）という「自助グループ」を作り、アルコール依存症の世界は変わった。日本でも一九六三年に全日本断酒連盟が成立し、活躍を始めた。自助グループで全ての問題が解決するのではないが、自助グループは安心した（これが大切！）断酒を続けるための特等席である。

なぜ誤解が生じるのか

ここまで述べてきた誤解に苦しんできたのは、アルコール依存症の本人だけではなく、家族、周囲の人も同様であったと思う。

なぜ、このように誤解が多いのか。三つの理由を考えてみよう。

ひとつは、原因物質がはっきりしている点にある。確かにアルコール飲料を摂らなければなりはしない。しかし、「原因物質」と「原因」は微妙に異なり、同じようにアルコールを飲んでいても、アルコール依存症になる人と、ならない人の違いはどこにあるのか――を考える必要があった。

誤解の二つ目の理由は、原因物質とは反対に、飲む人の性格を問題にする考えで、「酒に溺《おぼ》れるような人は、性格がおかしいからだ」と考え、人間が飲酒にはまってゆくには、その人の性格がもともと弱かった」と見なす一般社会の傾向を反映していた。

三つ目は、性格とも関係するが、仕事もせず、「自堕落《じだらく》な」生活を送っている人がアルコール依存症の代表のように考えられてきた歴史だと思う。だが、これは病気の結果であった。誤解はここまでにして、ようやく、この病気から回復するための、アドヴァイスを考えてみたい。

1　本人が飲酒（問題）をどう考えているかをよく聞く

本人に飲酒をやめる気があるかどうか。これを意外に確認できていない家族がある。「どうせ、やめる気なんかないだろうから聞いたことがない」というのである。しかし、実際はそうでもない場合もある。

「酒をやめて」という前に、「あなたは酒をやめる気があるか」をゆっくり、こちらは努めて冷静な気持ちで聞いてみることは、相手にとっても真剣に問われたという感情を起こすことがあり、大いに意味がある。ただし、相手が酔っているときに聞いてはならない。少しの酔いとはいっても、アルコール依存症の人は冷静に答えられないだろうからである。

素面《しらふ》のときによく聞いても、酒をやめる気がなさそうだと分かったとしよう。まだ、やめる気になっていない人に、やめる気があるだろうと思って説得を繰り返しても効果はないだろう。逆に、充分やめる気になっている人を、やめる気のない人のように扱えば怒るだろう。

相手をよく考えながら、家族も対策を講じなければならないのである。長い目で見ると、結果として、アルコール依存症の人は、酒をやめてゆく人と、飲み続ける人の二群に分かれる。しかし、ひとりのアルコール依存症者の心の中では、そろそろやめたい気持ちともう少し飲んでいたい気持ちが闘っていることが多い。酒をやめようとする気持ちが四割あり、しかし、もう少し飲酒を続けたいと思う気持ちが六割であるとどうなるか。この人は一〇日のうち四日間だけ飲むという風にはならず、毎日飲んでしまうだろう。結果としてこの人は飲酒を続けるだろうが、葛藤は存在するのである。

結果として毎日飲酒をしていても、心の中に存在する、四割の「やめてみようか」という気持を大切にしたい。見たところ、酒を全くやめる気のなさそうな人でも、よく聞いてみると心の底には酒をやめてみようかという気持が少しは潜《ひそ》んでいるものである。

逆に、酒をやめる気持ちが六割で、まだ少し飲んでいたい気持ちが四割としよう。この人は結果として断酒を続けるかも知れないが、心の中では闘っている。四割にしろ、六割にしろ、このやめたい気持ちを育ててゆくのが治療である。

以上を前提にして、本人に確かめたが、どうにも酒をやめる気がないと感じた場合を考えてゆこう。先に述べたことと少し矛盾するかも知れないが、「ああ、この人は酒をやめる気持ちがないな」というのは身近にいる人には分かってしまうものである。

――飲酒をやめる気のない人に対して――

2　「脅《おど》し」は効かない。脅しはしない。実行できる約束だけをする

アルコール依存症の家でしばしば聞かれる夫婦の会話のひとつに、「今度飲んだら別れます」「よし、分かった」がある。会社では「今度飲んでへまをしたら、くびだ」といわれているかも知れない。

ここには二つのまずさがある。ひとつは、アルコール依存症の人に外部からの脅《おど》しが効かない事実である。その証拠には、離婚されたアルコール依存症の人はいくらでもいる。解雇通告を繰り返し受けながら、飲酒が止まらず、会社を辞めざるを得なくなった人もいくらでも見つかる。だからこそ、「アル中は妻に逃げられた人間」「仕事をしない人間」という神話がなお生き延びているのである。それは病気から回復しなかった姿なのだが。

次に飲んだら会社を辞めざるを得ないかも知れない――そう考えてもやまらなかったのが、実際の姿である。そこにアルコール依存症の恐ろしさもある。

脅しは効かない。短期間で見ると、飲酒が止っているように思えるかも知れないが、長い目

で見ると、必ず飲み始める。人間のする脅しは、独裁体制でもない限り、年中続けることは出来ないことも知っておきたい。

もうひとつのまずさは、ただの脅し文句に終わり、人間関係を貧しくするからである。飲むたびに「今度飲んだら離婚よ」といわれるが、実際に飲んで帰ると、また同じ言葉を聞かされるだけで、妻が実行に移さない。こうなると、本人が学ぶのは、「いつもの脅し文句で、どうせ口だけだ」となる。

家を出て、本人の飲酒に変化が見られないにもかかわらず、数日して心配になり、戻ってしまうのも同じ効果（効果がないという効果）になる。

これでは全く効果がないだけではなく、本人に安心感を与えているようなものである。アルコール依存症の妻は、本人をしばしば「嘘つき」という。「もう、飲まない」という約束を守らないからであるが、妻のほうこそ、自らの言葉が空手形になってしまっている。

小さなことでもよい。実行できることを見つけてほしい。実行可能な約束をすることが大切だ。

「飲酒して帰ったら、口をきかない」「翌日の朝食は作らない」「病院へ行かないのなら、洗濯はしない」

「そんな、ひどいことは出来ない」との声を聞くが、意地悪でそうするのではない。あくまで、こちらの決意を示す。約束をしたからには妻のほうも必ず守る。決意したことが相手に伝わるまであきらめない。

3　自分の気持ちを伝える

「酒をやめなさい」と「あなたの酒をやめてほしい」は似た表現だが、違う。前者は相手への要望（もしくは命令）だが、後者は自分の気持ちである。

「あなたの酒がいやになった」でもよい。率直な気持ちを述べることは、たとえ一時的に相手が気分を損ねる事態を招くとしても、長い目で見れば、必ず、よい方向に向かう。何よりも、自分の気持ちを言える作業は家族の自信となり、それが家族の回復ともなる。

これに対し、「お願いだから、とにかくやめてちょうだい」式の相手への要望は、繰り返していると、言ってみるだけということになり、当然ながら、効果はなくなってくる。互いの不信を確認して終わってしまう。

アルコール依存症の家庭を見ていると、本人の飲酒に困っていながら、諦めてしまってか、意外なほど、きちんと家族の気持ちを伝えていないことがある。

アルコール依存症の家族教室ではときに、「本人の飲酒問題から離れなさい」と言われ、家族が自分の気持ちを伝えてはならないかの誤解を生じるが、そんなことはない。

「私はあなたの飲酒がいやになった。やめてほしい」と、はっきり言ってよい。ただ、そのときに覚悟しなければならないのは、相手が、「酒をやめるのはいやだ」と反論する可能性である。この回答のほうも誰にも止められない。

ある意味で正直な回答が返ってきたのだから、家族はその答えを元にして、自らの行動を考えねばならない。一時的に家を出るなり、追い出すなり、それは再び家族の問題となる。

「もう飲まない」との約束を本人に求めるのは、だいたい意味がない。酒をやめる気のない人がいう場合はその場しのぎであるから、次に飲酒したときに、「約束を破った」「いや、今回は特別の理由があった」と不毛の争いになる。そもそも、約束というのは、双方が守る可能性のあるときに意味があるのであって、相手が守れそうもない約束をしたとなれば、押しつけた側にも責任は生ずる。

「酒をやめる」のは約束でなく、本人が自らにする覚悟である。覚悟してもなお難しい場合もあることも家族は知っておきたい。既に、酒をやめる気持ちの出来ている人に、「酒をやめると約束しなさい」とだめを押すのも、後に述べるようにかえって、その人の気持ちを挫《くじ》く。だめ押しというのは言葉でするものではなく、行動でするものである。

アルコール依存症にとって飲酒は症状そのものであるため、本人にとってもコントロールが難しい。長年飲酒を続けてきたアルコール依存症者がその習慣を断つためには、何が必要か既に三つの要因を挙げた。少し重なるが、次の三つの説明と本人の理解も欠かせない。

①どのような病気なのか。

②本当に酒をやめた人がいるのか。やめ続けている人がいるのか。

③酒をやめると何が起きるのか。やめ続けると何が起きるのか。

本人が本を読まず、医療機関にもかかわらず、病気の説明を受けていない場合は、どうやって飲酒をやめてよいかが分からないであろう。それが道理である。また、そのようなアルコール依存症の人は、酒をやめているアルコール依存症の人にあった経験がないであろうから、「酒をやめられるはずがない」と思いこんでいる。彼らのつきあっているアルコール依存症者はみな、「まだ、飲んでいる」人たちだからである。

どうしても本人の飲酒がやまらない場合、家族としては、ただ「酒をやめて」ではなく、医療機関の受診を勧めるなどの方向を考えねばならない。家族自身が前もって相談にゆければさらによい。ところが家族が相談に訪れた際に、「本人を連れてきなさい」としか言わない医療機関があり、この場合は残念なことに回復の可能性が閉ざされてしまう。家族も再び、途方に暮れるであろう。「とにかく、本人を連れてきなさい」と言って、病気の成り立ち、経過、回復の仕方などの説明がなく、家族の相談を引き受けない医療機関はそれだけで失格かも知れない。このような医療機関が、本人が来ると、今度はすぐに医療保護入院（後述する強制入院）

を振りかざすようなことがあってはならないだろう。

4　アルコールと暴力

アルコール依存症はしばしば暴力と結びつけて考えられてきた。誰かが飲酒をして卓袱台《ちゃぶだい》がひっくり返される家族の光景を私は限りなく聞いてきた。妻、子どもたちが夫の飲酒におびえ、部屋の隅で身を固くする光景も限りなく聞いてきた。

だが、アルコール、あるいはアルコール依存症と暴力に直接の関係はない。もちろん、暴力行為が診断基準に含まれるのでもない。

暴力を振るうのはほとんどが男性であり、逆に飲酒をして叩かれ、蹴られてやってくるのはほとんどが女性である。米国でも同じような事情であると聞く。この事実だけから見ても、飲酒と暴力行為が因果関係にはないことが理解されるだろう。すなわち、暴力とはすぐれてジェンダー（社会的な性）の問題である。また、男性でも暴力に無縁な人、アルコール依存症者は沢山存在し、暴力とは本人自身の反応の仕方、広く言えば、性格の問題である。以上の前提に立って、アルコール依存症の人の暴力を考えてみよう。

先ず、飲酒の有無にかかわらず、暴力を振るう人がいる。残念ながら、暴力が許容された環境に育ち、自らも暴力を振るう人が多い。このような暴力はひとつの習慣であり、決して急に起こるのではない。家族は「暴力はいやだ」と宣言し、実行されない場合は、家族間の暴力に多少なりとも敏感な専門機関に相談する方法がある。

ただ、飲酒に無関係に暴力を振るっていた人が、自助グループで幾年も人の話を聞き、聞き続け、断酒を継続するうちに暴力も消える場合がある。それほど、断酒の継続は性格傾向にも多大な影響を及ぼす。

飲酒をしたときだけ、暴力を振るうアルコール依存症の人の方が数としては多いだろう。長年、ほしいだけ飲んできた人が、飲酒量の増加に伴い、家族に強引に止められるときに発生する暴力もある。この場合、断酒を続けてゆけば、暴力も消える。

だからといって、飲酒が止まらない間は暴力を放置してよいのではない。アルコール依存症の家庭に起きる悲劇は飲酒によるトラブルだけではなく、放置された暴力である。

「私はお父さんに蹴られたが、子どもは体を張ってかばった。子どもたちには触れさせなかった」と語る妻がいるが、子どもはそうは受けとらない。母への暴力は自らへの暴力と同じように受けとり、苦しみ、ときには母への暴力を防ぎ得なかった自己を責めるのである。これが後に述べるＡＣ（アダルト・チルドレン）の課題でもある。

大切なことを書き残したが、「言葉の暴力」も当然ある。アルコール依存症の本人だけではなく、家族全体が言葉の暴力の投げ合いになっている家族は多い。これも深く子どもを傷つける。

肉体的な暴力も言葉の暴力も互いを傷つける。誰かが、勇気を持ってやめ、信頼できる人に相談してほしい。

5　飲酒の後始末をしない

深酒をして帰宅したが、どうやって帰ったかの記憶がない。このように酒を飲んだ日（夜）の記憶が部分的にしろ消えてしまうのをブラック・アウトという。

尿失禁も繰り返しているとしよう。しかも、本人はそれをすっかり忘れている。

その場合、妻がそっと畳を拭《ふ》いていれば、本人はことの重要さに気がつかないですむ。二日酔いの朝、夫の会社に「風邪をひきまして」と嘘の連絡をする。

飲酒運転でつかまりかけたときに、「夫は助手席にいました」と嘘をついてかばおうとする。

このようなことも同じである。

アルコール依存症は本人が飲酒をやめる気にならなければどうしようもない病気である。換言すれば、いかに本人が飲酒を本気でやめる気になってもらうか、そのためにはいかに本人が自らの飲酒問題の深刻さに気づくか——に一切はかかっている。

ところが先に掲げたような家族の対応は、その場しのぎであり、結果として本人が飲酒問題の深刻さに気づくのを遅らせてしまう。

このような行為をイネイブリング（本人の飲酒を助ける行為）と呼び、その人をイネイブラー（本人の飲酒を助ける人）と呼ぶ。家族も職場の同僚も医療関係者も、みなイネイブラーになり得る。

家族（周囲）としては、本人の飲酒を止めようと努力しての行為であり、やや曖かみを欠く表現ではあるが、善意でしている行動も、病気の気づきからみると、逆効果という意味である。イネイブラーは本人の気づきを遅らせる。ひとりのアルコール依存症者が飲み続けていられるためには、複数のイネイブラーがいるといわれる。

さて、飲酒の後始末をしないのは、すべての飲酒者に対していうのではもちろんない。いつもは普通の飲み方の人が、ある晩飲み過ぎて帰り、尿を漏らしたからといって、助けるなというのではない。

あくまで、病気を説明してもなお飲酒を続けるアルコール依存症の人に対する対処方法として意味がある。

☆　底つきについて

「アルコール依存症の人は底をつかないと飲酒をやめない」といわれる。イネイブラーがいると底をつくのが遅れる。それは事実だ。

ただ、「底付き」とは、誤解されていることがあるので、強くいっておきたいのだが、その人が家庭も仕事も失い、心身共にボロボロになり、ようやく己れの駄目さ加減に気がつくというのではない。自分を酒に溺れることしかできなかった駄目人間と自覚することでは決してない。そうではなく、「確かに、いままでは酒を飲んできた。だが、もしかすると自分は酒をやめても、生きてゆける。俺は大丈夫なんだ。私は大丈夫なんだ」という、自らのうちに底光りがするような、誇りの存在に気がついたときをいう。

決して、〝人間の屑《くず》になった自分〟に気がつくのではない。誇りを失った人間は回復が難しい。より一般的に言えば、悪意以外を信用しない、手強い相手となる。旧ソヴィエトの強制収容所の体験記である、エヴゲーニャ・ギンズブルグ『明るい夜、暗い昼』（集英社文庫、一九九〇年）を読むと、極限状況で人間がいかにして自らの誇りを保ちうるか、他者のためではない、自らのための誇りのもたらす救いが伝わる。そして、誇りを失った収容所の監督官がいかに非人間的となりうるか。

☆　家族が協力しない自由はある

ここに述べたような対応を家族が実行していると、本人の態度も決まってくる。つまり、飲酒を続けるのか、やめるのかを真剣に考えざるを得なくなってくる。ここまで家族が努力して、本人がなお飲酒を続けるときに、どうするか――それは家族自身が決めてよいことである。

私の病院に入院してきた人の家族で、たまに「もう、この人のお酒の問題で苦労するのはいやです。協力も何もしたくありません」という人がいる。私は、アルコール依存症とその家族の説明を行い、それでもなお家族が「もううんざり」というのであれば、家族の気持ちを尊重する。

家族が協力しなければ本人が立ち直らないとは思わないし、家族が一切の協力を拒み、それで立ち直るアルコール依存症者はいる。家族の協力、さらに言えば、病気への理解すら、本人の回復の必要条件ではない。また、より根本的には私たちの考えるアルコール依存症の治療に家族が協力しない自由はあると考えるからである。私たちは家族に自由を保障したいし、私たちが標準点なのでもない。

したがって、家族に対し、本人の断酒に協力するように強制してはならないと私は考える。「家族の協力がないから、あの人は立ち直れない」と説教するのも、事実に反するであろう。それぞれの家族にはそれぞれの歴史と想いがあるであろう。それを尊重したい。

また、家族の対応が適切である方が、アルコールの本人は回復しやすいだろうが、家族の対応が下手だから、本人が回復しないのでもない。非協力的な家族のなかで、あるいは私たちから見て、頼りがなく見える家族のなかでも、回復する「自由」のあることをアルコールの本人も家族も忘れてはならない。

――やめる気が起きてきたらしい場合――

いよいよ、本人がどうやら、少しではあるが、酒をやめる気になっているらしい場面を考えてゆこう。家族が苦労を重ねた後に、ようやく本人が入院してまもなくにはこのような状況がしばしば起こる。先に、酒をやめるかやめないかは、一〇対〇のようにはいかないといった。しかし、そうはいっても、「もう、酒をやめてみようか」と考え始めた本人の気持ちは何となく家族にも伝わるものである。言いかえれば、ここの感度の鈍い家族は少し困る。せっかく本人が酒をやめようかと考え始めているときに、その迷いを理解せず、「酒をやめるって誓いなさい！」といってしまう。本人の迷いは消そうとせず、消えるのを待ってほしい。

本人の変化に歩調を合わせて、家族にも少し対応に気をつけたい。

6　家族は休息し、自分を責めるのをやめる

アルコールを飲みすぎて本人はくたびれているだろうが、家族も疲れている。疲れていては

よい知恵は出ない。まず、家族自身があまり疲れないようにしなければならない。これは、本人が飲酒を続けていた時期にもいえることだったが、やめ始めたときに家族が疲れをどっと感じることが多いので、ここで書く。

本人が入院をしたときなど、一所懸命洗濯物を運ぶ家族がいる。当院では洗濯機があるからそれで洗えるのだが、長年の習慣か、家族は洗濯を引き受ける。身体的に心配のいらない状態であるのに、本人の様子を知るために毎日面会に来る家族もいる。

それで、本人が見捨てられていない自己を発見して、よい場合ももちろんあるが、本人がゆっくり休み始めたのに、家族のほうが病院との往復で疲れてしまっては困る。本人の入院は家族にとって、少しの休息くらいに考えてほしい。

休息出来るということは、あまり自分を責めないことでもある。

「私が悪かったから、あなたがアルコール依存症になったのね」と自分を責めると、アルコール依存症の人が立ち直るかというと、残念ながら事実ではない。「もう少し飲んでいたい」と思うほうが多いだろう。

「こんな嫁だから、うちの息子がアルコール依存症になった」などと、偏見を持った家族もある。

妻の対応如何《いかん》でひとりの人がアルコール依存症になることは決してない。ただ、酒をやめようする人の邪魔になることはある。（それについてはあとで述べる）。しかし、邪魔を押しのけるかどうかはここでも本人の問題である。

7　「酒」という言葉を忘れる

家族は本人の酒をやめてほしかったから、酒、酒といってきた。しかし、結果として本人の酒はやまらなかった。だからこそ、家族は医療機関を訪れ、言いたくない話も打ち明けてきた。ここで考えるべきは、家族が酒、酒と唱えてきた繰り返しが、残念ながら、本人を立ち直らせなかった事実である。効き目はなかったのである。本人も聞き飽きた。

本人がせっかくの決断で入院したときに、家族があまりに飲酒問題を持ち出すと、本人は「またうるさい」となってしまう。

であるとすれば、家族は「酒」という言葉を消してしまってはどうか。本人が忘れるのではない（もちろん、忘れてもよいが）。そうではなく、家族こそが「酒」という言葉を忘れてしまうのである。

一度、酒という言葉を忘れたつもりで、酒という言葉・窓口以外で本人とのコミュニケーションを図ってほしい。家族が酒という言葉を忘れると、本人は驚くかも知れない。「俺も酒を忘れてみようか」と思うかも知れない。何よりも、酒よりも大切なものがあるとの想いが伝わるかも知れないのである。

話題は少し戻ってしまうが、――つまり、酒をやめる気のなさそうな人という意味で――家人がいくら頼んでも酒をやめる気にならない場合を考えてみよう。このようなときにしばしば、つぎのような会話が聞かれる。

「家では何でもあの人のいうとおりにしてきました。だから、お酒だけはやめてほしいのです。他は何も望みません」

この冊子を読み進まれてきた方は、このような解決方法が難しいことを理解されるだろう。飲酒そのものは本人だけの問題としても、「飲酒を巡る葛藤」は家族を含めた人間関係の中で起き、複雑化している。飲酒問題だけを取り出して、そこだけは家族のいい分（希望）を通そうとしてもそれは無理である。

病気についての誤解を持っていたとしても、飲酒は目下の本人にとって譲れない一線なのかも知れない。この一線を本人が「譲ってもよい」と考え直すには、「飲酒を含めた人間関係」の中で、譲るべき自己を感じる必要がある。「底付き」のところで述べたように、これは駄目な自己ではない。酒よりも大切な、誇るべき自己でもある。

飲酒問題で本人のいうとおりにしてきた家族は、必ず、他の面でも本人の言い分を通してきている。その全体を見直してゆく作業なしに、酒だけを標的にするのは難しいことを知ってほしい。そのようなときに、家族が「酒」という言葉を一日、忘れてしまうことは家族自身にとっても意味があるのである。

8 「やめる気持ちがあるのね」と催促《さいそく》しない。言葉で確認しない

入院して間もない人に、家族が「入院したからには本当にお酒をやめるんでしょうね。大丈夫よね。絶対やめるのよね」と確認を迫ることがある。

本人は入院ということで、ともかくは治療を受ける気持ちを表明している。初めての入院であれば戸惑っていることも多いであろうし、酒をやめたらどうなるか分からないことだらけであろう。

長い断酒を続けている人に聞くと、ほとんどの人は、「入院したての頃は酒をずっとやめようなんて思わなかった。そのうち飲めるようになるだろうと考えていた。周りの人を見ても、みんな退院したら飲むだろうって思っていた」という。先に述べたように、酒をやめようとした人も最初から確固とした信念でやめるのではない。迷いながらやめてゆく。自分の病気に気がついたほとんどのアルコール依存症の人は、実はやめるか否か迷っているのである。その人の中では闘っている。ここを見逃して、非難をすると、本人は「俺だって考えている。家族は分かっていない」となる。

すなわち、長年の習慣をやめるには迷いが必要であり、迷いが明けるのを待つ姿勢が必要なときがある。このようなときに、「酒をやめる決心をしたのよね」と催促するのは、無神経か、神経の逆なでになってしまう。

仮に、相手が「そうだ。やめる」といったところで、本当の保障はない。明日飲んだらどうするのか。

飲酒をやめるか否かは言葉の約束ではなく、行動の問題である。

私たちの目標は、酒をやめる気持ちを一〇〇％にすることではない。やめようとする気持ちが五五％から六〇％、七〇％という具合に高まればより安心した断酒になるし、やめたい気持ちが同じ七割でも、より揺るぎのない七割になる。

長く酒をやめている人でも、酒を飲みたい気持ちが残っていることはよくある。それは、飲みたい気持ち以上に、やめようとする気持ちが勝っているからに過ぎない。「俺は一〇〇％やめる」という人もあるだろうが、それは心の中の葛藤の結果をいっていることが多い。その方向を少しずつ応援してゆく姿勢を持ちたい。

繰り返すが、その気持ちを推しはかるのは言葉ではなく、実際に酒を止め続ける、本人の行動である。自助グループへ通い続ける行動である。

9　やめようとしている人にプレッシャーをかけない

まだ酒をやめる気持ちのない人に、「今度飲んだら離婚よ」とか脅しをかける意味のなさは先に述べた。

では、やめようと考え始めた人に、「また飲んだら、地獄よ」というとどうなるか。恐らく怒るであろう。そして、自らのうちに湧いてくる飲酒欲求に苦しむであろう。怒りは往々にして、飲酒欲求の引き金になる。

やめて間もない人が子どもの結婚式に出るとしよう。本人にとっては重圧である。ここで、家族が「大事な結婚式に飲むなんてまねだけはしないで」といったらどうなるか。

多くあるパターンは、結婚式には何とか飲まないですんだが、終ったあと、ホッとして気がついたら自動販売機のビールを飲んでいたという話である。

プレッシャーをかけられた緊張状態の間は飲酒欲求があっても何とかしのぐが、そのあとの虚脱状態のようにして、無意識のようにして飲酒欲求があらがいがたく起こり、抵抗できないのである。退院後の初めての宴会で、一次会は何ともなかったのが、帰り道に一人で酒を買っていたというのはしばしば聞く話である。アルコール依存症とそうではない人との区別が付きやすい時と場所である。

本人へのプレッシャーは飲酒欲求を増すだけである。回復したいという、本人の気持ちを待つだけでよいことはしばしばである。

10　監視をしない

久しぶりに外泊で家に帰る。緊張もしている。夜、トイレに起きると、家族があわてて起きてきて、「酒を買いに行くの？」と聞く。冷蔵庫を開けると、「ビールでも飲むのか」と遠くから視線を感じる。

これでは、せっかくの外泊も落ち着かない。

断酒をしている人に聞くと、「家に帰ってからの家族の監視が何よりいやだった」と振り返る。酒をやめ始めた人への監視は逆効果である。つきまとう必要もない。

監視をしても飲むときは飲むのであり、それは残念ながら本人の問題である。酒をやめる気がなかったときでも、やめ始めたときでも、やめて五年経った、再飲酒の危機であっても、永遠に本人の問題なのである。

監視はする方もくたびれるし、監視をして家族が得をすることは何もないと覚悟を決めたい。

監視をしなければどうするのか。家族の喜びを素直に表現するのもよいし、やめ始めた本人を静かに褒《ほ》めるくらいの気持ちでいたい。

家族は本人の飲酒にびくびくするのをやめ、本人抜きで外出してしまうくらいの気持ちでいたい。

11　再飲酒（スリップ）にあまり反応しない

酒をやめようと決めた人が、ある期間断酒したのちに再度飲酒してしまうことをスリップと呼ぶ。もともと酒をやめる気のない人がたまに飲酒をしてもスリップとはいわない。「私は酒をやめます」といいながら、二週間に一度飲酒している人も、スリップとはいわない。ないにこしたことはないが、幾度かのスリップを経験して、長い断酒を続けている人はたくさんいる。退院したときも、断酒を一年継続できたときも、常にスリップの危険はある。長く断酒している人に聞くと、「あのときは飲みたくてたまらなかった」と振返る。その苦しい場面を乗り越えて、今日がある。

スリップは本人にとっても辛い。特に、何年かの断酒をしていると、本人なりの「世間体」もある。三年目のスリップであれば、九九九日飲酒しないできたことを本人とともに喜び、残り一日の飲酒は、油断への（ありがたい）警告くらいに考えたい。

本人にスリップの理由を聞きただすのも勧められない。何かの油断があったのである。それは本人に考えてもらいたい。本人から相談があれば、一緒に考えるくらいでよい。

二つのことをつけ加えたい。ひとつは、ここまで家族へのアドヴァイスとして述べてきたことは、ほとんどが、この〈スリップ〉をしにくくさせる努力といってよいかも知れない。家族に本人の飲酒をやめさせる力は（幸か不幸か）ない。スリップをさせる力もない。もちろん、アルコール依存症にさせる力もない。

ただ、酒をやめようとしている人に、再飲酒＝スリップを少しだけさせにくくするくらいの援助は出来るかも知れない。家族の役割はそのくらいと考えてよいのではないだろうか。

もうひとつは、本人がスリップを始めたとき、本人も家族のそれを知りながら、「そのうち止まるだろう」と考えて、放置するのはあまり好ましくない。恐らく、徐々に飲酒の回数が増え、元のようになる確率が高いからである。

つまり、「スリップに反応しない」というのは、相手を責めたり、理由を追及しないという意味であり、放っておくというのではない。

「あなたは飲み始めたから、自助グループの人に相談しましょう。病院に行こう」と提案は出来る。

12　「隠れ飲み」には「悲しい」とだけいう

「隠れ飲み」は、本人から見ると、飲んではいけないと知っているからする理由である。病気を知っているともいえるし、後ろめたいからこそ隠れて飲む。

それを見つけたらどうするか。

「悲しい」でも、「頭にくる」でも、家族の率直な気持ちを伝える。あまり繰り返さずに、さっと引き上げてしまってはどうか。あとは本人に考えてもらう。

「どうしてあなたはこんな人なのですか」「もともと、酒をやめる気持ちなんかなかったのでしょう」などと非難をしてもあまり効果は期待できない。後ろめたいときに非難を受けても、人間は上手に対応できないであろうから。見つけた空き缶をこれ見よがしにテーブルの上に置いておくのも勧められない。人は嫌みで立ち直ることはないからである。

隠れ飲みを「見て見ぬ振り」も助からない。それは、相手を諦めているサインであり、諦められていると感ずれば、やる気の幾ばくかは消えがちになる。

家族としては、「悲しい。でも諦めないよ」との気持ちが伝わるようにしたい。

13　抗酒剤《こうしゅ》について

服用したあと、ある時間内に飲酒をすると気分が悪くなってしまう薬を「抗酒剤」と呼ぶ。コップ一杯のビールで顔が真っ赤になってしまう人がいるが、これは生まれつきの体質であり、生涯変らない。抗酒剤は、体内におけるアルコールの分解を途中で止めてしまうため、生まれつき飲酒が出来ない人と、同じ体質に変化させる。しかし、この変化は一時的であるので、ある時間が経過すれば、元のように飲酒が出来る。

わが国ではシアナマイド（水薬）とノックビン（粉薬）の二種類がある。誤って、「嫌酒剤」といわれたこともあったが、酒を嫌いになる薬ではない。飲酒すると気分が悪くなるだけである。

アルコール依存症に対する抗酒剤の効果については、議論がある。飲酒欲求がきたときの安全弁になるからと積極的に勧める立場から、新しい薬物に依存するのは、本来の回復を妨げるとの消極論までがある。

わが国のアルコール依存症の専門病棟では、半強制的に抗酒剤を服用してもらっているところが多い。入院中に飲酒をされては困るとの管理的な考えと同時に、飲酒をしない、出来ないとの習慣を身につけてもらおうとの発想である。

しかし、アルコール依存症が結局のところ、本人の自覚に待つしかないとの原則を思い出すならば、抗酒剤も本人が服用したいときに飲んでもらうのがもっとも効果のあがる方法だろう。「私はもう酒を飲みたくない。しかし、飲酒欲求は恐ろしいと聞いている。だから、そんなときの備えに、抗酒剤を飲んでいたい」

このような発想から抗酒剤を服用するときが安心である。備えあれば憂いなしとなる。

抗酒剤についてしばしば見られるトラブルは、入院中であれば、本人とスタッフの間で、「抗酒剤を飲んだか」「飲んでいないか」の争いである。外来になると同じことが、本人と家族の間で繰り返される。これは、「飲酒をしたか」「飲酒していない」の争いと似て、実り少ない。

通院中の人に対し、「家族の前で抗酒剤を飲む」ように勧める立場もあるが、これは先に述べた〈監視〉に通じ、少なくとも酒をやめようと心に決めた人間にとっては逆効果であると思う。もちろん、本人が自発的に、家族を安心させようとして家族の前で服用する場合は別である。抗酒剤と断酒の関係だが、抗酒剤を飲みながら、飲酒をすれば当然気分が悪くなり、人によっては「死ぬ思い」を経験するが、それで長期間の断酒に結びついた人は私の経験ではいない。「死ぬ思い」をせずに飲酒しようと思うだけである。抗酒剤は酒をやめたい人のためにあることを記憶したい。

註4　初版を書いた四年前は、私の勤務する病棟では、例外はあるものの、入院してくる全員に抗酒剤を処方する習慣がまだ強かった。しかし、その後の議論で、一律の処方はやめ、外泊中に飲酒してしまうなど、「入院してからの飲酒行動」が押さえられない人、退院後を考え、本人の希望もあり、予め抗酒剤服用の習慣をつけたい人などに限って、処方するようになった。そうしてから、むしろ、入院中に自分から抗酒剤の処方を希望する人が増えてきた。習慣化された強制の弊害を反省させられた。

アルコール依存症がどのような病気かも分からずに入院してくる人に、いきなり、抗酒剤を処方するのは考えてみれば、無理な仕業ではないだろうか。せっかく、酒をやめようと思って来た人にも余計なお世話であろう。

ちなみに、私の病院では院内飲酒を含め、入院中の飲酒に対し、「一律退院」のような対処はしない。

14　家族は無力である――の意味

アルコール依存症の専門施設が開く家族会で、次のようにいわれることがある。

「飲む、飲まないは本人の問題です。本人の飲酒問題から手を離してください。あなた（家族）がこの家族会に来るのは本人の酒をやめさせるためではありません。あなた自身のために来てください。あなた自身の回復のために通ってください」

「あなた＝家族の回復？　では、家族も病気ということ？」と反発を覚える家族も出てくるだろう。ここでいわれる「家族の回復」とは本人のアルコール問題に対し、同じ濁流に流される如くに巻き込まれるのをやめ、適切な対応を考えていこうくらいの意味ととってほしいのだが、それ以上に、家族に回復の責任を押しつけるケースも漏れ聞く。

飲酒問題をもっぱら本人だけが努力し、解決すべきだとして、一歩も譲らず、家族の側が対応の変化を拒否するならば、本人の回復意欲が芽生えない可能性はある。回復意欲を挫いてしまうときもある。そこに注意してほしいだけである。

だが、既に強調したように、家族に協力の義務はない。家族の協力は決して必要条件ではない。家族はもともと、誰かの飲酒に苦しまなければ、家族会に来ることもなかったのであるから、「あの人のお酒がやまってほしい」という気持ちが最初に湧いて当然であるし、無視することも出来ないと私は考える。「あの人の酒をやめてほしい。その知恵を貸してほしい」と望む家族の気持ちは本人の断酒・回復にも非常に役立つのであって、家族会はその知恵を出し合う場でありたい。

アルコール依存症において、家族の力は実に大きく、ここまで説明してきたような適切な対応によって、本人が見事に飲酒から立ち直ってゆく姿は嬉しい。

「家族が変われば、必ず本人も変わる」と断言する専門家もいる。確かに変わる。しかし、いくら家族が努力を積み重ねても、本人が一向に酒をやめないケースもある。家族がいけないのか。

私は、誰がいけないかという議論ではなく、家族という他人が、本人の飲酒を止める、最終的な力は持たないという、自明な話を思い出す必要があると思う。援助は出来る。しかし、止める力はない。これを強いていえば、「無力」と呼ぶ。

そこに家族の辛さと悔しさがある。本人が酒をやめるのは、はっきりいえば、家族がいくら非協力的でも可能である。その意味で気楽である。

しかし、家族は相手に酒をやめてもらわなくてはならない。そして、その力はないのである。他人の飲酒で苦しみ、かつそれを止める力がないという辛さ。

「飲酒問題から手を離す」というのは、無関心になることではなく、ここに述べたような、家族の無力を知る意味である。

15　家族の分かち合いを。失敗を語り合う

アルコール依存症の本人が自助グループ、つまり本人同士の集まりにゆくと、非難を受けないだけで楽になるという。この、楽になる気持ちが断酒を助ける。家族にとっても同じで、家族会は家族が楽になるためにある。

私の勤務する病院は、隔週の土曜日、家族会を開いているが、本人には言いにくいこと、言わないほうがよいかも知れないことなど、家族同士で泣き笑いながら、互いの知恵を出し合っている。そこで聞いたことは本人には伝えない約束である。

家族会が活発なときには、本人が家族会の話しに関心を寄せる。それは、いままで、家族が本人の飲酒を含めた動きに関心を寄せる一方であったことを考えると、互いの関係の大きな回復ということが出来る。

家族は無力だといった。だが、無力を知っただけでは救われない。家族会は、ある意味で無力を知った家族がその無力を分かちあうためにある。

そうしているうちに、たとえ本人が飲酒をやめなくとも、回復してくる家族が見える。ここで、家族の回復とは、本人の飲酒に惑わされず、家族にとって出来ること、出来ないことの区別が理解され、回復しようとする本人を待ち、援助できる姿勢のことである。

もう一つ、付け加えよう。「家族の回復」とは、家族個々人の変化もあるだろうが、家族の関係性の回復なのであり、家族同士がより信頼に満ちた風通しの良い関係になる地点だと考えたい。

家族会は、家族の失敗を気楽に話せる場でもある。アルコール依存症の人を家族に持ち、あとから振り返って、失敗のない家族なんてあるだろうか。たくさんの失敗をしたほうがあとの思い出が豊かになるくらいに考えたいものだ。

やがては家族も本人も互いの失敗を認めあう関係になってほしい。相手の失敗にひとつずつ苛々《いらいら》しなくなったとき、私たちは自分も楽になっているのを感ずるだろう。

家族にとって大切なのは、アルコール依存症は、家族が対応に苦慮してきた、当の相手一人とつきあっているだけでは分からないと知ることである。家族が何十年も苦労してきた人は、立派なアルコール依存症だろうが、あくまでも一人である。さらに、まだ酒をやめていないか、やめ始めて日も浅い。

しかし、私たちが、アルコール依存症の全体を知るにはアルコールをやめて長い人、断酒により人生観の変わった人、自助グループで生き生きとしている人たちを見なければならない。そうして初めて、病気の全体像が理解される。すなわち、アルコール依存症とは、病気になる過程、家族を巻き込む過程、何よりも飲酒を優先してしまうかに見える過程だけではなく、そこから立ち直ってゆく過程を見て初めて、全体像が見えてくる病気なのである。

断酒会であれば、大きな大会、研修会などに参加すれば、必ず、断酒を実行して真摯に自己を見つめ直しているアルコール依存症者の姿を見ることが出来るだろう。もう一つの自助グループである、AA（アルコホーリクス・アノニマス）はアルコール依存症の本人だけのミーティングが原則なのだが、ときにはオープン・スピーカーズ・ミーティングといい、誰でもが参加でき、かつ回復者が自らの体験をゆっくり語る集会を開いている。それらに参加すれば、やはり、アル中と言われる人々がどのような劇的な変容を遂げるものかが、誰の説教よりも納得されるであろう。

アルコール依存症本人は回復のために希望を持たなければならないが、それは家族にも言える。この病気は回復しうるとの実感を味わう体験が必要である。

16 古い習慣を棄てる

この冊子を読まれた方は気がつかれただろうか。アルコール依存症の家族へのアドヴァイスとして、「何をなすべきか」よりも、「何をしないですむか」のほうが多かった。というか、ほとんどのアドヴァイスは、「今までこれしかないと思い、してきたことをやめる」に力点が置かれていたかも知れない。そうなのである。

長年の飲酒習慣から逃れるには、酒を一切飲まない生活を考える、自助グループへ通うなど〈新しい習慣〉を身につけることが有効である。家族のほうも、家族会や、各地の家族のグループに出ることを勧めたい。それは新しい習慣であり、試みる価値が充分にある。

しかし、新しい習慣の前に、考えてみる価値のあるのは、古い習慣でもある。〈古い習慣〉を棄てることは非常に大切なのである。それが往々にして非常に難しい。

少しずつ古い習慣を棄てることによって、新しい習慣は自ずと入りやすくなるだろう。より確かになるだろう。

この、「何かをしないですませる」との教えは、私が、アルコール依存症、摂食障害など、関心を持って関わった病気とその家族から学んだことであった。この二つの病気に限らず、私が日々の臨床で家族からの相談を受けるとき、――病気とはいえないであろう家庭内暴力、不登校も然り――質問のほとんどは、「この人のために、何をすればよいのか」「この人を救うには何をしたらよいか」である。ところが、よく話を聞いてゆくと、実に多くの〈しないほうがいいのに〉と思われることを、家族は残念ながら日々繰り返している。もちろん、家族にしてみれば、それが最善と思ってのことなのだが、本人から見ると、「いやなことをされてきた」「無駄なこと」と映っている。

つまり、「しないほうがよい」ことのいくつかは、「相手のいやなこと」である。いやなことが必要なときもあるだろうが、ここで問題なのは、いやなことをする側が、「これが相手のためだ、よいことだ」と思いこんでするからである。

相手がいやなことを繰り返していれば、当然、人間関係は貧しくなる。その場合、いやなことをやめるだけで人間関係はかなり改善する。「相手がいやなことに気づき、なるべくしない」のは対人関係の底なのかも知れない。

もう一度、「何をしないですませるか」に戻る。一般の家族関係についても、家族内の葛藤をほぐすには、「何をなすべきか」ではなく、「何かをしないですませる」態度と勇気が救いとなる。新しい関係が開かれる。そう、私は考えてきた。換言すれば、アルコール依存症の家族で私たちが学び得ることは、人間関係の基本になり得ると私は思う。

17 入院と外来。強制入院について

アルコール依存症に限らず、日本の精神科医療は外来（通院）よりも、入院を中心に進められてきた歴史がある。アルコール依存症も一旦は入院を経験し、そのあとでいかに外来を継続できるかというような議論が多かった。入院治療がさかんであった理由のひとつは、アルコール依存症には、糖尿病と同じように、病気を知るための「勉強」が有効と考えられたからで、「教育入院」という言葉もそこから来ている。入院中の患者さんは、アルコール依存症がどのような病気であるかをしっかり学ぶことになっていた。

しかし、十数年ほど前からであろうか、アルコール依存症に熱心に取り組むクリニックが都市部などで力を増し、「アルコール依存症は外来で回復する」ことをうたい文句にするクリニックすら登場してきた。アルコール依存症についても、各人が本を読めば知識は得られる。「アルコール医療にとって入院と外来のどちらがよいか」といった議論もあるが、それは不幸であると思う。一日中体内からアルコールが消えずに、いく日も飲酒を続ける状態を連続飲酒と呼ぶが、このようになれば、多くの場合、入院が勧められる。「離脱せんもう」と呼び、

意識障害があるときも、外来では不安が残るだろう。それ以外の場合は、本人がよく考えて、自分にあったスタイルを選べばよいと思う。

外来だけで、立派に飲酒習慣を断ちきった人もいれば、入院生活を断酒のきっかけになった大切な思い出としていつまでも語る人もいる。アルコール依存症の回復に仲間が重要であるとすれば、入院はひとつの仲間づくりといえるからである。ここでも、家族は本人の選択を尊重したい。

家族が決断を迫られるのは、強制入院の場合である。

現在の日本の法律（精神保健福祉法）では、本人の同意が得られないときでも、ある条件を満たしたときには、医師の判断と家族の同意で本人を精神科病院に入院させることが出来る。「医療保護入院」と呼び、実質的な強制入院である。

これに対し、本人の自発的な意志に基づく入院を「任意入院」と呼ぶ。

強制入院は一般的には好ましくなく、アルコール依存症のような本人の自発性を重視したい疾患においては、避けるにこしたことはない。

しかし、アルコール依存症について、一律に強制入院を排除するのもまた正しくないと思う。本人の暴力が絶えないとき、飲酒のため生命に危険が及びそうなときなどはやむを得ない選択となる。

　強制入院を考えるとき、本人に恨まれるのを恐れる家族は多い。恨まれるか否かを完全に予測することは出来ない。したがって、恨まれてもよいとの覚悟は家族の側に必要である。ただ、私の経験では入院に至るまでの家族関係が、その後の恨みにも大いに関係する。つまり、〈強制入院〉を恨む本人はもともと、家族に恨みを持っている場合が多い。その恨みを入院で再びこじらせているように思う。換言すれば、〈強制入院〉だけを恨み通す人はほとんどいない。

　もともと、本人との関係が恨み合いになっているような家族は、強制入院がそれを悪化させる可能性を覚悟しなければならない。しかし、強制入院をきっかけに見事に立ち直る本人と家族もいる。一回の入院では難しくとも、数回の強制入院を経て、立派に断酒している人もいる。

　入院の開始は医療保護入院であっても、しばらくして任意入院に切替えることはいくらでも可能であり、実際にしばらく入院していると、任意入院に同意する人は多い。

　このように医療保護入院は勧めがたいが、否定も出来ない制度である。ただ、この制度を使う前提として、ここまで書いてきた家族としての努力・病気の理解を家族自身が行ってきたという事実が求められる。家族としての知恵を使い尽し、なお本人の症状が止まらないときに、医療保護入院は考えられるべきである。もちろん、本人の生命が危ういなど、飲酒行為を直ちに止める必要がある場合は別である。

18　女性のアルコール依存症を家族に持ったとき

女性のアルコール依存症者に対しひとつの項目を立てるのは、ここまでに書いてきたことが外れというのではない。家族としての心構えは同じでよいと思う。

しかし、取りまく状況はかなり異なる。まず、アルコール依存症になった女性の暮しぶり、悩み、人生に関心を持ってもらいたい。女性のアルコール依存症者は〈無視・無関心〉を受けていると思う。発症の原因論は別としても、女性のアルコール依存症者は、「寂しさ」「悔しさ」など、心の葛藤《かっとう》を持ちつつ飲酒していることが圧倒的に多い。妻、つまりアルコール依存症の本人からすると、夫の想像する以上に、冷えた夫婦関係を感じさせる人も多い。夫はアルコールだけが問題と思っているが、妻の考えは相当違うのである。

人により、家族からあまり関心を持たれるのを窮屈と感じる人もいるだろうが、私の出会ってきた女性アルコール依存症者は、家事が出来なくなる以外には、家族から関心を寄せられる機会が少なかったと言っていた。いくら飲酒をしても、家事さえ出来ていれば、「放置」されている。

男性のアルコール依存症者の場合、仕事が出来なくなると家族があわて出すのと対照的であると思う。

子どものアルコール依存症のために家族会に参加する母は大勢いる。夫のために参加する妻も多い。だが、妻のアルコール依存症となると、定期的に参加する夫は極端に少ない。当院のように、家族会を土曜日に設定しても実状は変らない。当初は熱心でも、しばらくすると「本人の問題ですから」と自明の理を持って、家族会から消えてしまう。だが、私はときおり思う。家族関係とは「自明の理」の、その先にあるのではないだろうか。

どれほど多くの女性のアルコール依存症者が、夫の暖かな支えを待っていることか。この意味でも、アルコール依存症は日本社会の問題でもある。

だから、女性のアルコール依存症者を家族に抱えたならば、まずはその人の人生に関心を持つだけでよいと思う。これはアドヴァイスというよりも、日本の家族への希望と批判であるが。

19　アダルトチルドレン（AC）について

最近は少し下火になったが、九〇年代にはアダルト・チルドレンという言葉がよく聞かれた。もとの英語は Adult Children of Alcoholics（ACoA）で、直訳すれば、「アルコール依存症の子どもで大人になった人」という意味だが、アルコール依存症の家庭に育ち、成人してから様々な心理的問題を抱えるようになった、一群の人々をさした。

葛藤を避ける、自尊心が低い、周囲に過剰適応しやすいなど、様々な傾向が指摘され、類型分類も盛んだった。アルコールの家族問題といえば、夫婦間の対処方法、夫婦の葛藤がもっぱら議論されていたところに、親のアルコール問題に家の片隅で苦しんでいた子どもにも焦点が当たり、アルコール依存症の影響がその世代で終わらず、子どもの代にまで及ぶ可能性を指摘したのは多いに意味があった。

日本で言えば、両親が自助グループに出かけた夜、家で寂しい思いをしていた子ども時代をふり返る発言など、アルコール依存症の子どもであった人々からの発言、「告発」も相次いだ。アダルト・チルドレンは当初から、診断名ではなかったが、アルコール依存症の被害者でもあった子どもが、幼いときから抱えていた問題に対し、一つの名称を与えられ、共通理解となった安心があった。

しかし、流行の常で、アルコール依存症の家庭の子どもとその将来の心理的問題を、なんでもACによる説明で片づけてしまう傾向もあった。「自分の感情を押し殺す傾向」も「責任を過剰に負う傾向」もみな、アルコール依存症の家族のせい？

その後の研究では、アルコール依存症の家庭に育ったからといって、特別な性格傾向は生じないことが判明している。多くの人が心理的な課題を抱え、悩み続けるのでもない。親がアルコール依存症であっても、そこから抜け出し、悠々と（？）社会・職業活動をこなす人はもちろん、たくさんいる。それは、人間の可塑性を考えたとき、当然の結論でもあるだろう。

また、アダルト・チルドレンの特徴と言われたものは、多くの家庭に大なり小なり存在し、アルコール依存症の家庭だけに見られる現象ではない。

だが、それだからといって、アルコール依存症の家庭にあっての子どもの辛さを否定することにはならない。ここまでに述べてきたような、家族間の葛藤を子どもは日常的に見聞きするのであるから、むしろ、アルコール依存症の家庭は家族内葛藤の原点といってよいほどの問題を幾つも抱える。アルコール依存症の家庭に限定されないとの意味で、「トラウマ・サヴァイヴァー（心的外傷を生き延びた人）」との呼び方も多くなってきた。

代表的なもので言えば、
①親の機嫌を窺ってしまう。
②怒りと無力感。
となるだろうか。親のアルコール依存症を見ている子どもは、機嫌が悪いから飲酒をするのだろうとしばしば考える（実際には機嫌がよくても悪くても飲酒はするのだが）。となれば、なるべく、親の機嫌を観察し、機嫌が悪くなるようなことは避けようとする。さらに、父親がアルコール依存症の場合、母親の機嫌も大体悪くなっている。そうすると、子どもは母親だけでも機嫌がよければ助かるのにと母の機嫌もとりたくなる。

そして、子どもが多少の努力をしてもどうにもならないことを学んでゆく。それは飲み続ける父（アルコール依存症の本人）に対してだけではなく、その機嫌を上手にとれず、結果として父の飲酒を続けさせている（と子どもは考える）母への怒りともなる。

怒りが解決なしに続くとき、それは無力感となる。端から見ると奇妙に思えるのだが、アルコール依存症の家庭の子どもはしばしば、親の飲酒を止められなかった一因は自分にあると思っている。この自責の念から解放されることが現実には意外なほど難しいのが、アルコール依存症の家庭の子どもの特徴といってもよいくらいだ。

私が日頃、力説していることだが、摂食障害の家庭を見ていると、アルコール問題を抱える家族背景は非常に多い。アルコール問題はいまだと言うべきか、日本の家族を蝕み続ける大きな葛藤だと言いたい。

あとがき

昨年、『摂食障害の家族へのアドヴァイス』を書き、多くの方に読んでいただいた。今回、アルコール依存症の家族について書いたのは、私にとって、原点に戻る意味もあった。

私はアルコール依存症で貴重な修練を積み、次第に摂食障害に関心を持つようになった。そして、摂食障害の人の話を聞いていると、今度はその原家族にアルコール問題が実に多いなどの発見があったからである。

二つの病気とも家族の対応が病像をかなり修飾する。ただ、家族の影響が強いといっても、摂食障害とアルコール依存症では家族の持つ意味がずいぶん違う、しかし、共通する部分もあることが二つの冊子を読んでくだされば分かると思う。

病院で開く家族会には、多いときで二十人ほどの方が参加する。入院している人の家族もいるが、本人が既に外来通院している人の家族も見える。

だから、家族会は入院患者さんのためだけではないのだが、家族会がさかんなときは病棟の雰囲気もよい。

数年ぶりに顔を見せてくださる家族もある。そうすると、昔、私のしゃべっていたことを思い出させれ、「ずいぶん、滅茶なことをいっていた」と反省する。

恐らく、いまも、家族会の司会をしながら、家族に無理な注文や、荒っぽい発言をしているのではないかと思う。本人のミーティングでも失言が多いだろう。

家族会は私たち医療者の救いでもある。世話の焼ける本人が入院しているとき、一見、まったく酒をやめる気がなく、文句ばかりいっている人との対応で、病棟のスタッフが疲れを感じてしまうときなどに、家族会で、家族の真摯《しんし》な姿に接し、想いをあらたにすることがある。私たちの知らなかった、本人の思わぬ側面を知り、はっとする。自らの至らなさに気がつかされることはさらに多い。

そのように私たちは家族から多大なエネルギーをもらってきた。

私の多くの失敗を受け止めてくださったアルコール依存症の人々、その家族、そして私の仕事仲間であり、常に私の相談相手であった病院のスタッフに心から感謝しながら、筆を擱《お》きたい。

もし、アルコール依存症の回復に関心を持たれたら、是非、なだいなだのいく冊かを読んでみることをお勧めする。発刊されて三十年を経過した本もあるが、今なお新鮮である。

『権威と権力』、『アルコール問答』、『神、この人間的なもの』（以上岩波新書）、『教育問答』（中公新書）。『こころの七クセ』（金子書房）

どれもが平易に書かれているようで、内容と思索の深さに感嘆する。

二〇〇三年十月

改訂版へのあとがき

この冊子の初版は多くの家族のみならず、自助グループで活躍するアルコール依存症本人で、家族からの相談を受ける方々にも利用して頂いた。

四年近くがたち、改訂版を出すことにした。うつ病との関係、底つき体験、家族の協力の自由、坑酒剤、家族の分かち合いなどの項目は、かなりの修正・書き加えをし、飲酒と暴力の関係、アダルト・チルドレンについては新しく書いた。初版より三割ほど、量が増えた。

女性とアルコール依存症のテーマは到底、書き切れず、補筆を見送った。いつの日か、まとめて書きたい。

私は相変わらず勤務先の病院で、アルコール依存症の家族の会と、摂食障害の家族の会の二つの司会を続けている。私のテーマだからである。冒頭にアルコール依存症において「なぜ、家族なのか」を少し書いたが、精神科の病気に家族がどのように関与するかは、私が医師となってから追い続けてきた課題である。さらに精神科の病気を離れても、一つひとつの家族の歴史、日本の家族の歴史、家族と権力の関係、家族の強さと弱さなどを考える作業は、私にとって思考の源泉となってきた。

この冊子ではおもにアルコール依存症に対する家族の対応の仕方を書いたが、最後に述べたアルコール依存症が家族に及ぼす影響、とくに摂食障害をどう考えるかは、この冊子には書ききれない大きな問題であった。

二〇〇七年六月

2 アルコール依存症の意外さ

私が日常的によくつき合ってきたのはアルコール依存症とその家族である。酒を飲み過ぎただけの人とつき合って何がそのように面白いのかと聞かれることがあるが、いくつかの理由を思いつく。

ひとつには意外な回復である。

アルコール依存症はごく少数の例外を別にすれば、完全に飲酒習慣を断たなければ、飲み過ぎなどの問題飲酒を繰り返し、社会・家族から見放される病気である。しかし、「今度は適量でやめられるだろう」との思いこみから、一旦は〝適量で〟やめてみる飲酒を繰り返し、結局は飲み過ぎて病院などに運び込まれる。

つい、この間も三年間も完全に酒を断ち、断酒会にも通っていた人が、つい飲んでしまい、またたく間に連続飲酒、つまり、一日中酒の切れない状態になって入院した。

そうかと思うと、数年の間に入院を一〇回も繰り返し、死ぬまで酒をやめないであろうと思われていた人が、一一回目の入院を機に、ふと断酒への道を歩み始める。友人のひと言かも知れないし、娘のひと言であったりする。本人のうちに自然に湧いた感覚かも知れない。同じアルコール依存症の人がひどい飲酒生活から立ち直った姿を見て、「へー、出来るのか、俺もやめてみるか」と考える人も多い。

アルコール依存症は亡くなる人も多い。私の勤務する病院では年間で二百人近いアルコール依存症の人が入院してくる。アルコール依存症を知り、長年の飲酒週間をきっぱりと断ち、新しい人生に歩み出す人も多いが、他方で亡くなる人もいる。

年間二十人近くが亡くなる。三十代の死者も年に数人は出る。しかし、この二十人は全員が外来の途中か、外来を中断しているときの死亡で、私たちの入院病棟で亡くなる人はいない。精神科では対応できず、内科の救急施設に搬送することもあるが、そこで亡くなる人は数年に一人くらいである。

では、外来で死亡する人はどのような状況かといえば、酒に酔ったまま自宅で血を吐いて死んでいた、吐物が喉に詰り窒息した、飲み過ぎて心臓が止ったらしい、酔って道路に転がり頭を打った、階段から落ちた、自殺もある。九九%が飲酒して亡くなる。

もちろん、内科で肝硬変の末に亡くなる人も統計上は多いのだが、精神科で診ているアルコール依存症の死亡は、先週まで元気で外来に来ていた人が、けさの新聞を見ると亡くなっていたと言う例が多いのである。急死、突然死がほとんどである。

死者の多さはアルコール医療に携るものの半ば宿命とはいえ、心の中に沈んでゆく。私は常々、「死んでしまうな」「飲酒運転で人を殺めるな」と訴えるのだが、容易ではない。

死んだ人はだいたい入院経験もあるから、その死は同じアルコール依存症の仲間に驚くほど早く伝わる。それでも、「俺は死なない」といって飲み続ける人はけっこういる。ほとんどかも知れない。結局、他人は参考にならない。仲間の死はこたえるが、それだけではやはり他人事なのである。この自分、自分にとって酒はもう駄目だと思えたとき、断酒が始まる。

このきっかけが何であるかは、そう簡単には誰にも分からない。酒が止って初めて、こちらが「なるほど」と納得したりもする。治療者がこうすれば酒をやめる気になるだろうと考え、当たるときもあるが、大外れのときも多い。結局、意外なのである。しかし、この意外さがアルコール依存症に関わる者には面白くてならない。肝腎なことの予測が立たないのかと言われるかもしれないが、自らの予想の外れが楽しめない人、意外性がいやな人はアルコール依存症の治療に向いていないとさえ思う。もちろん、目の前の人が死にそうかどうかの判断はできなくては困るのだが。

この意外さは飲酒していたときと断酒してからの変化の大きさでもある。

酔った勢いで、警察の派出所に殴り込みをかけた人がいた。もちろん逮捕された。それでも酒をやめなかったが、あるとき自助グループを知り、酒をやめ始める。飲んで妻を殴っていた人が、断酒をきっかけに、妻に尽くし、ともに旅行を楽しむようになる。別世界である。

こうなると、治療者と患者のつき合いではなく、半分仲間のつき合いとなる。患者＝医師関係は半分以上過去のものとなり、互いの家族のことを語り合ったりして、世間話も出来る。何十年というつき合いが出来、これが次々に来る（？）、新しいアルコール依存症の人と取り組むエネルギーになる。

長いつき合いということでいえば、義理堅い人も多く、人なつこい人も多いから、退院してからもずっと病院を訪れてくれる。

話は飛ぶが、この辺が、私がもうひとつ熱心に診ている摂食障害の人とかなり違い、摂食障害の人はよくなるとほとんど連絡をくれなくなる。もっとも、他の人の書いた本を読むと、摂食障害がすっかり治った人から、一〇年たっても年賀状が届くとあるので、私の運が悪いのか、経験が浅いのかも知れない。

新鮮なアルコール依存症、酒をやめたばかりの人、やめて五年の人、一〇年の人、このようにつき合いが、バランスがとれていないとアルコールの医者としては苦しい。色々な時期の人とつき合えるのが楽しみであり、勉強になるのである。

勉強ということだが、実にアルコール依存症は薬を使って治すわけではないので（治るというのは、元どおりに飲める体になったというのではなく、酒をやめ続けていられるという意味であるのはいうまでもないが）、どうやって治ったかは、治って一〇年もたったアルコール依存症の人に教わるのがしきたりである。回復した人を見ながら学んでゆくという、これがまたアルコール依存症の面白さである。

断酒会の新年会などに呼んでもらい、いちばん助かるのは酒を無理に勧められないですむことである。日本のつき合いは酒を飲んでからが多く、迷惑もする。しかし、断酒会にこのつき合いはないから、酔って絡まれることもない。絡まれたいときには他に行けばいつでもその機会はあるのだから。

家族とのつき合いもアルコール依存症の面白さである。アルコール依存症が家族の病いであるとの表現は無用な犯人探しも生んできたが、家族を引きずり込む力を持つ病気である事実は残る。多くの場合、一家の柱に当たる人がアルコール依存症になるので、家族は何とかしようと努力する。簡単には回復しないが故に家族とのつき合いも長くなる。家族の風景が見えてくる。

家族と本人のせめぎ合い、酒をやめさせようとする家族、やめないという本人、そこで医療者は家族の辛苦を理解しつつも、家族の対応如何で病像が大きく変化する事実を知ってもらわねばならない。

そして、家族がアルコール依存症の対応を学ぶと、嘘のように本人の飲酒問題が消えてしまうときがある。

断酒したあとの本人が別人のごとくになると、家族も驚き、自分の変化をまた始める。ここにも意外性がある。

残念ながら、酒をやめただけでは解決しない問題もあり、逆に酒をやめ、初めて新たな問題に気がついてしまう家族もある。だが、やめ続けていれば、道は開けることを本人も家族も先輩から学び、我々も信ずることが出来る。これも楽しい勉強である。

アルコール依存症でつまらないことはあるか。つまらない病気と思ったことはないし、つまらないアルコール依存症と思ったこともない。ただ、いつまでたっても理解を示さない家族に苛立つことはある。

アルコール依存症にはイネイブラーという言葉がある。アルコール依存症の人が飲酒運転で捕まる。あわてて裏から手を回し、助けてしまう。飲み過ぎて失禁する。本人の酔いが醒める前に始末してあげる。二日酔いで会社にゆけないとき、本人に代わって職場の上司に電話をし、「すみません。ちょっと風邪を引いてしまって」という妻。

この人たちは、本人が自らの飲酒問題の存在に気づくことを妨げ、結果として病気の認識が遅れる。つまり、酒をやめず、死んでしまう。そのように、悪気ではないが、結果として、アルコール依存症の進行に手助けしてしまう人のことをイネイブラーと呼ぶ。家族、友人、医療者、福祉行政、誰でもがイネイブラーになれる。

アルコール依存症の治療と援助はこの人たちの存在を無視しては成立たない。アルコール依存症に関わっていて、つまらないなと考えるのは、イネイブラーがいつまでたっても立ち去ってくれないときである。

アルコール依存症の本人はたとえ酒をやめる気がなくとも、少しは苦しんでいるから、「何とかしなければ」くらいは思っている。ところがイネイブラーのほうは善意であるから気づきにくい。まことに地獄への道は善意で敷き詰められているのである。

3

ＡＡへの希望

註　ＡＡ（アルコホーリクス・アノニマス）とは、アルコール依存症の自助グループのひとつ。自分自身の飲酒問題を解決し、酒なしの生き方を実践し、同じ問題で苦しむ仲間に経験を伝えることを志向する。「アルコールをやめたいという願望があること」だけがメンバーになる条件であり、名前・住所・職業などを明かす必要はなく、各人はアノニマス＝無名を基本とする。

アルコールをやめるために、自分より大いなる力に自らを委ねていく作業が必要とされ、その対象を「ハイヤーパワー」と呼ぶ。以下はＡＡの『ニューズレター』に寄せた文である。

ＡＡの女性

二年前、東京の日比谷公会堂で開かれた、日本のＡＡ二五周年に参加してびっくりした。会場に女性の姿は多かったが、スピーカーの七割くらいが女性ではないか。

肝っ玉お母さんの貫禄の人、貴婦人の様相の人、理路整然の人、多士済々というべきで、見ていて（聞いていて？）唸ってしまった。米国にゆけば男性と女性の数に差のないグループがいくらでもあるとは聞くが、日本のＡＡもここまで来たかと思った。私の住む山梨県のＡＡも女性メンバーが大いに活躍しているが、ここまでヴァラエティー（?!）には富んでいない。

私はせいぜい一五年前くらいのＡＡしか知らないのだが、そのころのＡＡで女性はまだ少数だった。それからの年月が経過し、アルコールを飲み過ぎた女性が増えたらしいことよりも、ＡＡに辿り着く女性の増えた事実のほうが嬉しかった。

断酒会も女性のアルコール依存症の回復調査を開始するなど、力を入れ始めてはいるが、日本の女性のアルコホリックにとって、ＡＡは長く救いの場であったと思う。お茶くみを求められることもなく、女性のアルコホリックであるからといって、冷やかな視線に曝されることもなかったと思う。

しかし、外部から見て問題が全くないとは思わない。グループの中で、女性を蔑視する発言がなくなったわけではないし、ミーティングにゆくと、男性から誘われて参加しにくくなる話も聞く。それは、ＡＡの欠点というより、日本社会、あるいは女性をもっぱら性的対象としてみる習慣のついた社会の縮図なのだろうが、ＡＡはその習慣から一層自由であってほしいと私は希望する。

この間、私の病院のアルコールセンターに入院してきた、六〇代の男性が、数日後に面会に来た妻を叩いた。入院中は、下着などは病棟にある洗濯機で各自が洗うことになっているのだが、妻がそれを促したところ、「俺は洗濯を覚えるために入院したんじゃねえや」といきなり頬を叩いたという。

このような男性アルコホリックがＡＡを訪れるとは現状では考えにくいが（何ごとも予言は出来ないが）、ＡＡが彼のどこに響きうるかは考えておきたい気がする。伝統からも、ＡＡが社会運動をするわけにはいかないだろうが、振り返れば、日本社会における女性の（とそして当然ながら男性の）解放に大きな足跡を残したといわれるのは不可能ではないだろう。

回復は押しつけない

希望の次は苦情をひとつ。ＡＡメンバーの中には、残念ながら自分の回復の仕方を絶対視する人がいる。

「毎日、ミーティングに出なければ駄目、そうしないと必ずすべる」

「一年間は絶対にミーティングを休んだら駄目」「私がスポンサーになってあげる。私の勧めるミーティングに必ず出るように」

回復は個人の物語である。毎日ミーティングに通ってようやくアルコールの切れる人もいれば、一週間に一回のミーティングで飲酒が止ってしまう人もいる。回復の仕方、深さに差があるという議論も成立するだろうが、それとミーティングの参加回数を単純に結びつけるのは粗雑である。人間の回復とはそのようなものではない。

先代若乃花は、上手《うわて》をとれば安心できた。千代の富士は、左上手一枚とればまず勝った。私はアルコールを断つのも似た作業だと思う。こうなれば、こうすれば自分は酒を飲まなくて済むという、自分の「型」を見つけることなのだ。人の型は参考になるが押しつけてもらっても嫌になる。

せっかく、ＡＡのミーティングに通い始めたのに、頻回のミーティング参加を求められたり、次々に各地のミーティングに誘われ、断るのが申し訳なくなり、ついにはＡＡにも行かなくなってしまった人を私は大勢知っている。繰り返す。自分の回復の方法を、新しく参加しようとする人に押しつけないでほしい。

医師である私も、自分の流儀が絶対と思わないように努力している。自分の勤める病院のプログラムが合わない人の存在を絶えず考えるようにしている。

神とハイヤーパワーと仲間

次はAAでの「神」とハイヤーパワーについて少しいいたい。この言葉はAAに近づこうとする人、既にメンバーになった人にも厄介ではあった。

私はといえば、AAはキリスト教の影響を否定する必要はないと考える。だが、AAの素晴らしさは、キリスト教を超え、神の考えを自分たちに合うように解釈を続けてきた点にある。AAにおいて「神」も「ハイヤーパワー」もひとつの〈たとえ〉になった。これはキリスト教のなし得なかったことでもある。

ただ、少し使われ過ぎかなと感ずるときもある。AAのオープンミーティングに出かけると、何でもハイヤーパワーのおかげになっていることがある。ここへ参加したのはハイヤーパワーのおかげ、発言の機会が与えられたのもハイヤーパワー、電車に乗り遅れたのもハイヤーパワー…。

とにかくハイヤーパワーといえば、互いに分かったような気になる。仲間意識が持てる。ここにＡＡの偉大な宗教性があると私は思う。私は宗教性という言葉を決して否定的な意味で使うのではなく、絶望に負けそうになる人々をひとつの集団にまとめる、高い倫理性をいいたい。しかし、私が使われ過ぎと感じるときは、清々しさと同時に、人間の、孤独への弱さをも感ずることを、ＡＡの共感者の一人として告白しておきたい。

アルコール医療の大先輩でもある、なだいなだがこの九月に出版した『神、この人間的なもの』（岩波新書）を読み、深い思索にうたれた。

神とは、孤独を恐れる人間が編み出したものであり、神がいれば人間はその前で平等になれる。神はその仕組みでもある。

なだいなだは、キリストを絶対化した、「弟子意識」こそが、弟子の犯した一番大きな誤りであろうという。

「いつまでも始祖たちを先生として意識し、彼らを超えられなかった」「礼儀正しく尊敬しているように見えるが、一種の先生に対する甘えだね」

弟子と仲間は異なる。弟子意識と仲間意識も異なる。スポンシーと弟子も異なる。その当たり前のことを実践し続けてほしい。

私たちはビッグブックを聖典化してはならない。それでは、キリスト教が聖書を聖典化するのと同じ愚を犯してしまう。幸いに、私の知る限り、ＡＡは討論を続け、先人・過去の歴史を絶対化していない。その伝統が多くのＡＡメンバー、グループに共有されることを祈っている。それはＡＡメンバーではない、私自身への戒めでもある。

註　ＡＡでは基本的に互いのプライヴァシーを明かす必要はなく、ミーティングでの話し合いだけで終わる。しかし、それだけでは解決しがたい問題もあり、スポンサーシップという仕組みがある。それは新しくやってきた仲間と先輩が一対一の関係で経験を分かち合うことを目標にする。先輩にスポンサーとなってもらった仲間をスポンシーと呼ぶ。もちろん経済的な意味はない。

4 アメシストへの希望

日本の断酒会は歴史的にはどちらかといえば男性のアルコール依存症者を中心に発展してきたが、断酒会のなかで女性のアルコール依存症者は「アメシスト」と呼ばれ、独自の活動も行ってきた。この文は長野県で活動する「しなのアメシスト」の会報（現在は発行されていない）に寄せた。

この間も、初めて外来を訪れた一人の女性の話を聞いて口惜しくなった。

「酒に溺れた自分が悪いのです。酔った私を叩く夫も、悔しくて叩いているのだから仕方がありません。」という。

女性のアルコール依存症者が発する、この発言を病気に対する誤解とは言いきれないしんどさが重石のようである。

それを考えてみたい。ひとつは病気になった自分を責める姿勢である。

医者に会う前からアルコール依存症という病気を認めすぎるほどに認め、なお病気になったことに強い自責の念を抱いて苦しんでいる。女がなってはならない病気になってしまったという風に考えているのだろうか。

あらかじめ屈折している。私が病気を説明する前に病気を〝知ってしまって〟いる。

私の出会えた女性のアルコール依存症の人は男性に比べ一桁は少ない。だから間違っているかもしれないが、「好きな酒を飲んでどこが悪いんだ」と、男のアルコール依存症者にしばしば聞く、威勢の良い発言を聞いたことがない。

もうひとつのしんどさは、飲酒と暴力の関係である。

医療機関に現れる前に、夫の暴力に曝された女性のアルコール依存症者をいく人も見てきた。酔って家事をしない、まだ酒をやめないのかと言って叩かれる。そして叩かれるほうも、完全に屈服しているのではないが、「酒をやめない私が悪いのだから」というあきらめを身につけている。

男性のアルコール症者が縛られて病院に来た例はある。親戚の屈強な人が付き添っていたりする。だが、家庭内で半ば日常化された、配偶者からの暴力に曝された男性例はほとんど記憶にない。

男性のアルコール依存症は酔っては他人・家族に暴力を振うのがやむを得ないと考えられ、女性のアルコール依存症は逆に暴力を振われて当り前と考えられてはいないだろうか。「うちの夫は酔っぱらっても暴れたりしなかったのでアルコール依存症なんて思いませんでした」という妻の声を少なからず聞いてきた。

それほど、男性の多かったアルコール依存症には暴力が密接に関係し、暴力がなければ「アル中」ではないとさえ考えられて、そのような誤解がアルコール依存症を発見しにくくさせてきた歴史がある。

もちろん、人を傷つけるのは肉体への暴力だけではない。無視・嫌味を含む言葉の暴力は同じように病者をさいなむ。自らを責め、傷つけ、周囲からの侮辱に苦しんできた男性のアルコール症者を私も大勢見てきた。ただ、ここまで述べてきた肉体的・非肉体的暴力に日常的に曝される状況を女性に多く感じる。

振り返ってみると、男の暴力はアルコール依存症とだけ結びつけられてきたのではない。酔った男、あるいは男一般と結びついていたからこそ、アルコール依存症の場合にも付属物のように考えられ、当り前のごとくに捉えられてきたのだろう。

日本の男性優位社会の反映といってしまえばそれまでだが、アルコール依存症に限らず、人間の病いに関わるには、性を観る、このような視点の落差が病気の人を一層苦しめている事実により敏感であってほしいと私は考える。

私たちは自分を責めたくなるときがある。私も後悔しやすい性分でいつも後悔している。後悔し、徹底して一度は自分を責めることが真に責任ある自己になるためには必要となるのであろう。多くのアルコール依存症の人が〈後悔〉という針の穴を一度は通って回復への道を歩んでいるのだと思う。

アルコール依存症になったことは悔しい。しかし、悔しさの後には希望がこなければならない。希望の見えないところに回復はやってこないだろう。

人間性が劣っているからアルコール依存症になったのか——そんな責めと先入観から解き放たれる日が来なければならない。それが女性のアルコール依存症者にはとりわけ難しいのだと思う。私がアメシストとその仲間に期待するのはここへの光である。

アルコール依存症になったからといって、女性も男性も暴力に屈する必要はない、どのような病気を持とうが回復する価値のある人間であること——そのような安心を魂の尊厳の回復を同じ仲間に伝え続けてくださるよう、私は祈りたい。

同じことを男性にも私は希望している。

第三章 日本の家族の風景

1 子を持たない生き方

孤独なエゴイズム

「子をつくるという言い方は抵抗がある。子は授りもので自然に生れてくるのではないか」——妊娠や生命の成長における人為を疎んでこのように言われることがある。気持は分るが、その言葉は受精卵の生命力を主張しえても、たとえば日本の夫婦の半数以上が子ども数二人に収斂していく事実を説明しえない。私たちの暮らす社会で子を持つか持たないか、もっとすれば平均的な二人にするのか、もうひとり加えて三人にするのかは態度表明の場として用意されている。ひとは決めなくてはならない。

子を持たない生き方はいつ頃から考えられたのだろう。日本では仏教の影響を受けたのちに出家や隠者の伝統が生じたが、彼らは子を持たない姿勢より性を遠ざけてひとりで生きるそれが強かった。逆に子を持たないためには性を遠ざけるほかはなかった。

いま私たちが話題とする、性生活を肯定したうえで子を持たない生活は、避妊の技術を前提とする。中絶や間引きがより古くから知られたとしても、そのような事後処理的な方法は、ひとつの生き方の保障になることができない。十八世紀のカザノヴァは避妊具として用いられはじめたコンドームを愛用し、子を欲しない人生を続けた。

子を持たない生き方を貫くためにはあと二つの条件が必要とされる。第一に子を持たない意思（動機）であり、第二にその意思と結果が許される状況である。正しくいえば、この二条件を可能にする技術が避妊であった。

ひとりが子を持たない意思に達するには、その人を含めた集団に「自分の子」という意識が成立し、それが個人の心にながく残るものとして確立していなければならない。あの子は太郎から生れた、この子は次郎の子だ、との認知にとどまるのではなく、ひとりの子の所属が周囲の人々の利害と関心を刺激するまでに社会の意識が変化していることを意味する。

フィリップ・アリエスの説くように、ヨーロッパの中世は今日の私たちと異なり、子どもが独自の心理と時代を持つとは考えず、単に大人が小さいだけとみなしていたとすれば、少なくとも現在の私たちが経験する、子を持たない意識は成立しなかったであろう。私たちは子を排除した大人だけの世界を想像するだけ、彼らを異質な存在として考えるようになった。

日本における子ども観の変遷についても佐野美津男が柳田民俗学を批判しつつ、古くから語っている。

では子を持たないことが許される状況とは何か。

子が直接の労働力であった時代と家族にとって、子を持たないことは当然の打撃であり、許されない。「許されない」とは相対的な規制の問題で、第一の条件が備われば子を持たない個人の意志は成立する。但し、その場合は自らの生存の危機を招くのであり、生き方のモデルとはなり難い。

子はまた家族の財産として階級維持と移動を助ける。スポーツ選手や歌手の親を挙げるまでもなく、現在の日本に広まっている現象である。なぜスポーツ選手や歌手に話が集中するかといえば、手っ取り早くみえるからに過ぎない。「子はいらない」と言える人々は、この階級移動の必要がない。

以上のような条件が揃ったとき、ある人は子を持たない。すなわち、社会における個人の問題となる。

二

富岡多恵子が一九八三年に発表した『波うつ土地』は、私の関心からは、敢えて子を持とうとしないヒトの生きてゆく物語であった。『植物祭』『砂時計のように』など子を持たない女の性を描く私小説風な作品系列はこれまでにもあったが、『波うつ土地』は子を持たない内容をより直接問うものになっている。

四四歳の詩人である私（共子）は丘陵と谷戸が波うつ如くに連なる、縄文遺跡の残る郊外の街に住むが、そこの文化会館の食堂で大柄な男（カツミ）と知りあう。男は勤め先で「アンゼン」とあだ名され、会話も退屈な健康優良児だが、ひと月ほど前から鉄の輪をはめられたように頭の痛かった私は、この鈍い男に攻撃の衝動をおぼえる。男も私も結婚はしているが子どもはいない。あとで、男の家は子ができないらしいことが暗示される。

私は男の車で波うつ土地をぐるぐる廻る暇つぶしに便乗するが、言葉の通じない男に「性交」という会話を求め、モーテルへ行く。この性的会話のあと、男は私を「カワイい顔」をしていると、狎々しくなり、自分の家の私的なこともしゃべるようになる。

私が男を一泊の旅行に誘ったとき、男はその日常を露呈させる。

「服を脱いだりする仕草が、すぐに帰らなくてもいいという安心からか、日常の様子をあらわした。・・・男は自分の日常の筒の中に入って、その筒で、わたしという非日常を隠蔽していた」

私は（理由は示されないが）外国へ行くことになり、友人の独身者組子に男を紹介する。ところが組子はカツミの妻アヤコと親しくなり、無農薬野菜を扱う「野菜の会」に入ったり、ジョギングを一緒に楽しんでいることが手紙で知らされる。

私が帰国してしばらくすると組子は「結婚はいやだけど、あの大男の子を生む」と言う。

「家族がほしかっただけよ」

「結婚すればいいじゃないの」

「結婚しても、共子さんみたいに子供を生まないでいると、ほんとは家族とはいえないわよ」

だが組子は腹の子が本当は大男の子ではなく、別にいた恋人の子か、あるいはまったく妊娠を想像していただけなのか、周囲に疑いを残したまま自殺する。

「組子ははっきりいってほしかったんでしょうね、わたしに。幸福か不幸かをはっきりと。そういう単純ないい方をすればわたしは不幸ではありませんよ。なにを見ても、生きているから見られるのだとよく思いますよ。・・・でも、なんといってもいちばんいいのは、生まれてこなかったことじゃないかと思ってしまうんです。子どもを生む女が、こんなことを言ってはいけないでしょう？　女だけじゃなくて、男も大きな声でこんなことをいってはいけないんじゃないですか？」

富岡多恵子はこの小説の数ヶ月前、恐らく執筆中にであろう、「日常の生と性」と題するエッセイを書き、自作の構図を明らかにしている。

工業化された管理社会は性を意図的に日常化し、非日常性をおさえこむ。一夫一婦婚による「家庭」における父親、母親、夫、妻は日常化された「健康」な性の役割だが、それはヒトの性の疲弊である。逆に祭のような非日常は日常化された性を攻撃する体制だが、祭だけでは家族は飢えてしまう。日常だけではつらすぎ、非日常だけではこわすぎる、がヒトの性及び性にたいするホンネである。

この分析自体は常識的なものだろうが、問題はこの対比が子を拒否する『波うつ土地』の主人公といかに結びつくかにある。

共子は夫との日常の性と、カツミとの非日常の性を持つ。

「わたしと夫との関係は、男との、たんに性器という部分の一時的な関係と比較できなかった」

これが作品中、夫についての唯一の説明である。夫との日常に不満なのではない。しかし、子を持つことは日常の儀式をますことになる。日常だけでは物足りず、非日常だけでは淋しいバランスは、子を持ったことによって一方に傾くのだろう。

いささか、頼りないバランス感覚、とわたしは思う。子を持った男女が非日常の性を楽しむ光景はいくらもある。非日常の性が眩しくあるためには、日常の性はむしろ重いくらいがよいだろう。しかし、共子は日常の重さをかさねることを欲しない。「重きに耐えかねて・・・」というのは共子にとって醜く映るだろう。そうではなく、日常と非日常の均衡のなかで生きるヒトの宿命に対する強烈な自覚が共子を支える。それは認識のうえに立った性といってもよく、だから共子がカツミに求める性交は観念的なものにならざるを得ない。このことは『波うつ土地』が免れがたく観念小説の面を持つことに繋がる。

三

ひとが子を持たない理由はそのひとの人数分だけあるだろう。あるとき、ある場所での偶然と出会いが子を持たない選択として見えることもあるだろう。「結局、子はいらなかった」と過去形で語らざるを得ないことがほとんどだろう。だからわたしは子を持たないことを絶対化したくない。

しかし、私は以下に、私も含めた時代と世代へのいくつかの推測を考えてみた。ここでも対の関係を持ちつつ子を持たないヒトを主に考える。

ひとつは子を持たないことはその人の幸福に結びついているとの推測である。日本語の「幸い＝さきはい」は植物の繁茂が人間に仕合わせをもたらす意であるとされる。「仕合わせ」は文字通り、運のよいことを表現している。フランス語の「幸福」も、もとの意は「幸運」に近い。それが十八世紀に神を疑うヴォルテールたちが現れ、「地上の幸福」を説いて以来、幸福はこの世で人間が努力して獲得する対象となった。

この世の幸福は日常的なものであらねばならず、家庭とそこにおける日常性を代表する子どもは人々が幸福を測る際に欠くことのできない要因となった。子どもの重要性はその数を制限しようとする意図となるが、今日の日本で子どもの数が強く二人に収斂してゆくのは、そこが日常としての性の幸福の起点と考えられているからに他ならない。

そして、幸福こそ人生の目標であり尺度だと知ることは、幸福が人々の強迫に化することとほとんど等しい。幸福は重荷となった。

子を持たない意思はこの状況から離脱できるだろうか。社会の体勢において子どもが日常の性の幸福とみなされているとき、子を持たないことは幸福という概念を離れうるだろうか。私は容易ではないと思う。むしろ、子を持たないことによって得られる「もうひとつの幸福」の探求が迫られる。現実に、子を持たないひとは、既に自己の保持する幸福を強く意識しているのではあるまいか。

『波うつ土地』へ戻ろう。共子は組子からの質問を予想して語った。

「幸福か不幸かと単純ないい方をすれば不幸ではありませんよ」

共子は「幸か不幸か」という問いそのものをはねつけている。「そんなことを考えて子を生まないのではない。要らないから生まない。それだけだ」と言っている。

恐らくこれが唯一の正しいこたえなのだろう。私は最後にそこに含まれるエゴイズムについて考えてみたい。

四

子を持たないと決めることはそのひとにどのように受けとめられるだろう。

「豊かな生命力を恵まれた女性にとって、一度や二度の出産だけがその長い一生を通して、エロスの十全な発現でありうるはずはない。

だから私は、子どもを産むこと、産まないことのどちらをとろうとも、それを女の一生のなかであまり絶対化しない方がよいと思う。個人の人生のなかでは、産むならそれもよし、産まないならそれもよしと考えたい」（『誰のために子どもを産むか』（風濤社）における青木やよひ

の発言）

私はそのとおりだと思う。産むことと産まないことの差がないのが望ましい。『闘いとエロス』（森崎和江）になぞらえて男も生もうとすれば、生むこと、あるいは生まないことを一生のなかで絶対化したくない。一度や二度の性交渉で男のエロスの開花のあるはずもない。

しかし――。ひとが子を持たないことで引き受けることになる、あるいは絶えずそこに導かれる心情は残る。それは、「子をもたない」ことは一度や二度の性行為や、その結果の反対物ではないからである。

子を持ったひとの認識が「持った」という意味で一生続くように、持たないひとの自覚も一生続く。

その心情のなかみは何か。

子を持たない意思は二重にエゴイズムを含んでいる。第一に、自分は親を持ったが、親にはなりたくないという。これは自己否定ではなく自己肯定である。

私は楽しい子ども時代を送ったが、その恩返しは別の人に任せる。

「何で俺なんて生んだんだ」とまじめに考える人間は対の関係まで進んだあと、子を持たないという考えを持ちにくいのではないか――わたしはそう想像する。そしてこの点では「生まれてこなければよかった」と言ってみる共子に違和感を持つ。自己の出生への懐疑は、むしろ子を生んだのちの自殺に向うことがあるのではないか。私は芥川龍之介の場合を考える。

第二のエゴイズムは子を持たない生き方は個の生き方にとどまり、人類の課題とはならないからだ。子を持たないことは「死刑廃止」のようにそれを義として他者に呼びかける方向性を持たない。

子を持たない生き方を普遍化させれば、人類の滅亡にいきつき、そのときはじめて「個人の生き方」を外れるだろう。逆に人類の滅亡を考えない限り、子を持たないことはこの世的エゴイズムにとどまる。集団自殺という現象は歴史上に起ったが、集団で子を持たない思想は成立たなかった。それは思想の普遍性に係わり、宗教性といってもよい。

「子を持つのもよし、持たないのもよし」との判断は、個人の生き方の選択を強調したリベラリズムと見えるが、裏から考えると、「俺は勝手にさせてもらう」と言っている。

「現に、責任を持って育てる自信が社会全体についていないから、もう産まないというのが僕らの周りには多いものですから、もう片方で多勢産んでも構わんだろうという気もするんです」（『誰のために子どもを産むか』における宇井純の発言）にはこのエゴイズムの自覚が欠落する。大体、子を育てる自信が社会に感じられないから子を生まないというのは、自民党政権だから子を生みたくないというようなものである。私たちの問いたいのはそのような自信喪失ではない。

子を持たないことはそのものに人生における積極的意味はついに生じない。私は子を生み育てることが人類の普遍的な生きがいだとは思わない。だが、それを生きがいとする人の影をうっても、子を生まない側に生きがいが浮び現れることはないだろう。それ自体に自立した意味の付与されない孤独なエゴイズム、それは淋しいエゴイズムである。しかし、その淋しさに殉ずるもうひとつのエゴイズムもあり得るだろうと私は思う。それは既に述べたように自己を置く状況とエゴイズムへの自覚を求められる。

2 孤立する家族

摂食障害とその時代

私たちの時代はいつになく健康と幸福を求める時代であり、求め得ると信じやすい時代であり、家族はその根拠地のひとつとして考えられる傾向にある。果たしてそうだろうか。それは家族への強迫になっている。家族であるからには幸福でなければならない、より隙間のない幸福を追求しなければならないとの要請が私たちに押し寄せている。家族という言葉そのものが幸福の表現、あるいは象徴となりさえする。したがって、健康な家族を考える作業は二重に強迫である。

斉藤学が『「家族」という名の孤独』（講談社、一九九五年）などの著作を通して家族の恐ろしさを語るのは、このような時代背景への批判を含んでいる。臨床精神科医であればこそ見えてきた家族なのであろう。また、その題名が示すように、家庭内暴力などで顕在化する家族は葛藤と緊張を家庭内に閉じこめ、家族自体は外部から孤立している。

幸福を求めながら孤立する。強迫的に求めるからこそ孤立する。だが、果たして強迫と孤立の原因は家族の中からだけ捲き起こってきたものであろうか。

第一章「摂食障害を考える――家族への眼差し」で具体的な像に触れたので、ここでは少し歴史の中に入って日本の家族の成り立ち、その弱さ、これからの方向などを考えたい。

一　幸福の追求・家族の挫折

摂食障害・不登校・家庭内暴力の家族は多くの場合、家族の幸福追求が挫折しかけた姿として私たちの前に登場する。それまでは問題のなかったような子どもが不調を訴える。荒れて暴れるかと思うと、口をきかなくなる。子どもの行動化はそれまで家族が求めてきた家族観、幸福感の見直しを迫る。特定の家族から摂食障害が発生するとの仮説には無理があるが、摂食障害になった家族を見ていると、例外はあったにせよ、いくつかの共通する光景が描出されると私は思う。（その例を「摂食障害を考える」で考えた）

だが、よく認識したいのは、摂食障害の家庭から抽出される光景は、決してそこだけに見られるのではないことである。ひずみを抱えた家族はある程度、似た容貌を整えてくる。家庭内暴力も同じである。

そのような家族の中では不機嫌さが支配するようになり、家族そのものの孤立も深まってくる。親が子どもに暴力を振るう、いわゆる虐待にあっても、親子関係の軋みと同時に、他の家庭、あるいは近所から隔絶された、家族の孤立がある。家庭内暴力を複数の家族が共有することは理論上も経験上も不可能であろう。

摂食障害にあっても、長い経過の後に、親類・(家族の)友人に共有されることはあっても、当初は家族の孤立という形で表現される。

さらにいえば、摂食障害の家族像は、現在の日本の家族に多少なりとも見られる光景でもある。「私たちには全く無縁です」といって、看過し得ない息苦しさを内包している。つまり、摂食障害の家族は現在の日本にあって、特異な一典型と考えられるべきではない。つまり、日本の家族の総体がある緊張を共有している。そのひとつに、ここに述べた、家族が負わされた、健康・幸福への追求の場としての呪縛もあるように思う。

以上を前提にして、家族の回復を考えてみたい。回復とは、失敗、挫折、病気を契機に、今までとは少し異なった道に歩み出てゆくことをいう。個々人の回復と家族の回復が絡まり合って進んでゆくことを、摂食障害を例に今までに述べてきた。

ひとつの家族が挫折しかけたとき、必要なのは、あらたに健康な家族を探し始める作業ではなく、挫折と不完全さを子どもとともに語り合い、許容する姿勢である。私たちに求められているのは健康な家族の追求ではない。多少、不健康でもよい、むしろ不完全さを許容する態度なのだ。

私たち臨床家の役割はその作業に付き添うことではないかと思う。

そのような軌道修正を家族が図り得たとき、本人としての摂食障害者ははるかに楽になる。たとえ、それが直ちに症状の消失、回復につながらないとしても、病気を否定的に考えることをやめ、病気の意味を自分の成長過程の文脈に読み替え、不完全な自己を許すことが出来るようになる。不登校はほとんどの場合、病気ではないが、本人が楽になるという意味での経過は似ている。

機能不全家族という言葉がある。いかにも米国流の表現だと思うが、機能不全だとして、そこから回復するにはどうしたらよいか。ここでも完全な機能・家族を求めようとするのではなく、多少の機能不全をいかに調節し、少しでも楽な機能不全に変化させてゆくことだろう。

二　不完全で楽な家族

以下に考える家族の道標は、したがって、健康な家族・完全な家族とは対極の、むしろ、不健康さ・不完全さ・失敗を包摂する家族のイメージである。摂食障害の家は特殊な家なのではない。少なくとも他の家と地続きなのである。だからこそ、摂食障害の家とそうでない家を対比させるのではなく、摂食障害の家を見ながら、日本の家が孕む鬱屈を理解出来るようになりたい。

精神科の病気を考える、その原因を探るといった負担から離れ、どのような家庭が子どもにとって楽なのかを考えてみよう。

ひとつ目は、子どもが家族の中心にいないことである。関心と視線が子どもに集中する家族は子どもにとって窮屈であり、監視である。子どもを大切にする姿勢と、子どもを中心に物ごとを考える姿勢は逆ですらある。

過剰な視線を浴びた子どもは、親の視線なしでいられなくなる。

子どもがいつ出かけたか、帰ってきたかが分からないくらいでよい。子どもは辺縁にいてこそ自らの自由と安心を味わう。辺縁からフワッと現れ、またフワッと消えてゆく。そこに子どもの安心がある。

二つ目に、この自由は親から依存されないことによってもたらされる。子どもは経済的には親に依存するが、「子どもが生き甲斐」というのは親が子どもに精神的に依存している姿である。

子どもが生き甲斐というのは、端的にいって生き甲斐にしやすいからであり、それ以外の生き甲斐を発見する努力を怠っているからでもある。時代から見れば、子ども以外の生き甲斐を見つけるのが難しくなってもいる。そもそも、成人にとって、生きる目的の探求が心理的インパクトを持たなくなったが故に、子どもが持ち出されもする。

嫁・姑にしろ、夫婦げんかにしろ、親世代の揉めごとに子どもを心理的に引き込むのも依存である。親の問題を親だけで解決出来ないときに、子どもは困惑し、子どもではいられない不自由さを実感する。

三つ目に無視と嫌味である。東京、ストックホルム、ニューヨーク、北京の四都市の中学三年生、四千人を対象に彼らの自信力、親子関係などを調べた河地和子によれば、日本の子どもたちは他の都市に比べ、想像以上に親から無視されていると感じている。（河地和子『自信力はどう育つか』朝日新聞社、二〇〇三年）

これはひとつ目にあげた、子どもへの関心の集中と矛盾しない。過剰な視線は、つぎの瞬間、無視に転ずる。

子どもが思いどおりにならないと、ある種の嫌味を投げつける親もいる。嫌みは無視の一種である。

四つ目に家庭内のけんかについて、子どもにとって楽なのは家庭内にけんかの一切存在しないことではなく、後腐れのないことである。夫婦げんかはいくらあっても構わないが、夫婦だけで解決することと、その後の不機嫌さを子どもに向けないことである。

きょうだいげんかは基本的に健康であり、楽なはずである。なぜ楽なのかといえば、多くの場合、それは他のけんかに比べて後腐れがないからである。したがって、きょうだいげんかを親がむやみに阻止したり、片方の肩を持ったりすると、気持ちのよいけんかではなくなってしまう。換言すれば、子どものけんかを放っておける家族はそれだけで余裕のあることを示し、子どもにとって楽である。

一人っ子に不利があるとすれば、きょうだいげんかの経験を積めないことだと思う。

五つ目に家族の風通しがよいことである。家族の構成員だけが守るべき秘密があり、それを外部に漏らしてはならないタブーがあると、子どもにはきつい。家族は秘密結社ではない。近代の家族は家事と愛情の閉ざされた空間であるので、この閉鎖性はよりきつくなる。

楽な家庭は親世代において隣近所、あるいは親戚との間に交流がある。隣近所、親戚とのつき合いはまず親世代が始めているからこそ、子どももその仲間に加わることが出来る。したがって、親に近所づき合いがないのに、「近頃の子どもは近所で遊ばない」と嘆くのは無理である。

親自身が自らのきょうだいとあまり深い交流がなくとも、大切な伯(叔)母・伯(叔)父を持っている人はもちろんいる。むしろ、親にいえない分、打ち明けられない分、親類を精神的に頼っていることもあり、それはそれで大いに救いにはなる。摂食障害の場合、「優しいおばに救われた」と語る人は多い。

おじ・おばとは原家族と世間との中間に位置するぬくもりの場である。先に述べた一人っ子の辛さは世代を超えて考えれば、おじ・おばの少なさになるだろう。

六つ目は失敗をたくさん出来る場所、許し合える場としての家族である。許し合えるためには先輩としての親が失敗を見せていなければならない。子ども相手のトランプでもよい。仕事上の失策でもよい。とにかく、人間に失敗はつきものだということを、語り、示す。

それは、世の中に取り返しのつかない失敗はほとんどないのだという安心を子どもに伝えるだろう。不登校の子どもは概して失敗に敏感であるが、それは不登校を失敗と考える周囲の視線によって敏感にさせられてきた歴史があると思う。

失敗を嫌う、恐れる親ほど子どもに圧政的な親はいないだろう。


こうして考えてみると、〈より楽な家族〉というのは、日本でいえばある時代までありふれた家族だったのではないだろうか。

子どもがたくさん産まれ、労働力としての子どもが貴重だった時代、きょうだいげんかを止める暇などなかった時代、家族と部落・共同体がより地続きであった時代において、家族の閉鎖性は低かっただろう。家族とその幸福がひとつの強迫になったのもそう古い話ではない。

三　前近代の家族像

日本の家族の病理を探るには日本の家族の歴史と現況を知らねばならない。米国から輸入される家族論はどこかしっくりせず、あるいは米国の摂食障害の回復方法の手引きなども、目の前にする日本の家族にはどこかよそよそしく感じられる。米国は先住民族を考えなければ、建国してまだ三世紀にも満たない移民社会である。日本とは歴史的にも地理的にも、家族と社会の結びつきが異なる。

渡辺京二『逝きし世の面影』（葦書房、一九九八年）は、江戸末期から明治初期にかけてわが国を訪れた欧米人の記録を精密に辿りなおし、こう書いた。

「実は、一回かぎりの有機的な個性としての文明が滅んだのだった。それは江戸文明とか徳川文明とか俗称されるもので、十八世紀初頭に確立し、十九世紀を通じて存続した古い日本の生活様式である。

ある特定のコスモロジーと価値観に支えられ、独自の社会構造と習慣と生活様式を具現化し、それらのありかたが自然や生きものとの関係にも及ぶような、そして食器から装身具・玩具に至る特有の器具類に反映されるような、そういう生活総体を文明と呼ぶならば、十八世紀初頭から十九世紀にかけて存続したわれわれの祖先の生活は、確かに文明の名に値した」

封建社会にあっても、陽気であり、下層社会も含め、簡素と豊かさを兼ね備え、自給自足を旨とする前工業化社会の繁栄であった。

「江戸社会の重要特質のひとつは人々の生活の開放性にあった。外国人たちはまず日本の庶民の家屋がまったくあけっぴろげであることに度肝を抜かれた」

初代の駐日英国公使であったオールコックはいう。「すべての店の表は開けっ放しになっていて、なかが見え、うしろにはかならず小さな庭があり、それに、家人たちは座ったまま働いたり、遊んだり、手でどんな仕事をしているかということ、――朝食・昼寝・そのあとの行水・女の家事・はだかの子どもたちの遊戯・男の商取引や手細工――などがなんでも見える」

明治一一年、英国女性であったイザベラ・バードは新潟を旅行する。下駄屋、紙傘の店、日笠雨笠の店、屏風屋、縮緬だけを売る店、硯箱だけの店、提灯屋、行燈屋――数え切れない店が並んでいた。

「庶民は住宅地域という生態学的に単純相に住んだのではない。彼らの暮しは雑多な小店舗が混じり合う複雑な相のなかでいとなまれた。人間のいとなみは多種多様な職分に分割され、その職分の個性は手仕事と商品という目に見える形で街頭に展示された。つまり人間の全社会的行動はひとつの回り灯籠となって、街ゆく者の目に映ったのである。街は多彩、雑多、充溢そのものであった」

このような社会にあって、人々の家庭は、私が子どもの楽さの基準に挙げた六つの項目をほとんど意識せずにすんだのではないだろうか。

人が家族の桎梏を感ずるのは、共同社会から孤立して一つひとつの家族が上昇志向の波に乗せられるようになってからである。家制度・家父長制は、封建時代から存在した、即ち封建遺制のように考えられてきたが、ここ二〇年の家族社会学は全く違った事実を提示している。即ち、家制度・家父長制は江戸時代にあっては一部の武士階級にはあったとしても、おおかたには無関係であり、封建時代とは離婚、性関係を含め、かなり自由な家族社会であった。

家父長制は、明治国家により形づくられた富国強兵と軌を一にする家族制度であった。日本において家族の抱える葛藤、矛盾が露わになってくるのは、明治時代以降、近代家父長制が一般国民に広まってからである。人はひとつの孤立した装置としての「家族」に悩むようになった。

四　転向と家族——日本の家族の弱さについて

近代国家において日本の家族は家族構成員を守るというより、国家の要請に合う人材を育てる役目を担ってきた。明治、大正を経て、日本の家族が辿った歴史は部落による支援・強制の代わりに、国家の強制に翻弄された歴史であった。もともと前近代に於いて強固な求心性を持たなかった日本の家族は、明治の国家権力による富国強兵の中で、擬似的に家族の権威を持っていたに過ぎない。

明治から太平洋戦争を通して徴兵を拒否し得る日本の家族はほとんどいなかった。戦争に反対し得る「家族」もほとんど成立しなかった。与謝野晶子が「君死にたまふことなかれ」と、弟の従軍を悲しみ得たのは、明治社会がまだ持っていた国家と大衆の距離を示すが、太平洋戦争になればそのような距離も不可能となる。

中野重治は、昭和初期における自らの転向体験と文学を離さずに保ち続けた稀有な作家だが、『村の家』で描いた父親は、同じ家族の立場から息子の信条に正面から対峙し、ある意味ではその信条を叱咤する稀な例ではある。その意味で、戦後になっても連合赤軍事件、そのほかの体制への異議申し立て事件で、母や父が降伏のためのマイクを持たせられるのとは親の迫力が違う。（後者では、家族は国家の所有するひとつの道具にまで弱体化されているといえるだろう）。

だが『村の家』にあっても、ひとつの家族が思想をともにするのではない。太平洋戦争で、特高警察・検察が思想犯を逮捕したとき、ほとんどの場合、家族を思い出させれば、転向が成立したというのは、日本の若者が持った日本社会への違和感、社会主義への傾斜が家族からの出立という契機を強く受けていた事実を示す。出立が不成功に終ったとき、戻るべきは家族以外にほとんど考えられなかったところに、日本の反体制運動の悲劇もあった。

この事態は、敗戦後の学生運動にあっても根本的な変化はなく、挫折後は、元の家族に戻るか、「新しい」家族を営むことにより、社会に再び組み込まれてゆくのであった。これは、日本社会の生涯独身率が、欧米などに比べ、極端に低い事実と呼応する。家族を形成せずに生きてゆくのは、日本ではよくよく困難なのである。

また、極度の一般化には慎重であらねばならないとしても、日本の学生運動が充分な人生上の信念に基づいて開始されるのではなく、人生の一里塚、人生観の補強材料になっていた傾向が強いのに対し、欧米ではある程度固まった人生観の上に入党なりの行動があった違いがある。ヨーロッパで見られたレジスタンスは、しばしば家族単位でもあった。ひとつの思想に賭け得る家族の基盤があった。

スターリン支配下のソヴィエトを訪れた西ヨーロッパの知識人たちは、自らの目で判断し、共産主義体制への共感と違和感を示し、「転向」した。日本におけるように「家族に辛い思いをさせてすまない」との心情からではなく、「ソヴィエト共産党はこのようにおかしい」とむしろ自らが良心に従って戦列を離れている。

アンドレ・ジイド、トリアッティと行動をともにしたイタリア共産党のイグナティオ・シローネたちが家族共同体の理念に回帰して信条を棄てるとは、到底考えにくいことであろう。(『神は躓く』、一九五〇年)

ただ、ここで私が記憶し、強調したいのは、日本の若者にとり家族からの離反、回帰が思想上の桎梏であった事実だけではなく、しかし、それ以上に日本の家族自体がいかに国家に対し弱いものであったかという現実である。日本の家族主義というのは決して家族の連帯の強さを意味しない。国家という観念上の疑似家族に根こそぎにされやすいというほうが実状なのではないか。それは天皇制の問題かも知れない。転向と家族を考えるなら、転向と天皇制までゆかねば、日本の家族の空洞には辿り着かない。

日本では明石順三の灯台社による反戦運動があったが、それは家族のまとまりを持ちつつも、日本の伝統に依拠するのではなく、キリスト教という外来宗教を支えにしていた。つまり、太平洋戦争という日本人の生命がつぎつぎに奪われてゆく戦況にあって、日本の家族は少なくとも家族として抵抗し得る共同性は持ち得なかった。日本人が持つ家族への共同性は部落・国家に守られなければ意外に弱い。ひとつの遠因はキリスト教が家族の規範を重視するのに対し、日本人が根底に持つアニミズムが森羅万象をひとつの家族と見なすような伝統を持ってきたからだと思う。家族を、ひとつの信条のもとに集う、集い得る集団とは考えてこなかった歴史がある。

五　地道な努力の無意味さ

戦後になり、「家父長制」が制度上は廃止され、「民主主義」が誰にも使われてよい言葉となったとき、日本の近代家族が国家の権威という鎧を外され、農村社会の相互監視のゆるみを受け、生産共同体をやめ、最後に家族を支えるエトスとして愛情だけが残された。しかし、その愛情そのものが多くの社会学者が発見したように、近代西洋の産物であり、ある意味で強迫的なものであった。

そもそも、家族の成立基盤は愛情だけではなかった。これは西洋でも同じである。また、愛情とはそれだけで成立するのではない。家族とは家族だけで成立するのではない。しかし、家族を家族だけで支えさせようとする、それが可能であり、努力を傾けるに値するとの幻想を持たされているところに、今日の家族の危機がある。家族だけで出来ることは少ない。何もないといってよいくらいなのだ。父親が理不尽なリストラで苦しんだとき、家庭でだけはにこやかにあることは健康であろうか。それで家庭の安定が保たれると錯覚してよいのだろうか。

戦後の高度成長は日本人の多くに国家イデオロギーと多少の妥協をするならば、自前の努力で社会上昇が出来るとの幻想を与えた。だが、その時代は終った。

現在の日本は農業だけで生活することはほとんど不可能となり、——農業はある意味で地道さの象徴であったはずだが——箸だけを売りさばく生活も出来なくなった。ひと言でいうなら、生業の多様性が失われたのだ。また、同じように深刻なことだが、色々な能力を試しながら生きてゆく可能性はむしろ狭くなっている。コンビニに並べられた品を見れば、私たちの社会がいかに真の意味の多様性から離れ、画一化してしまったかが実感される。一見、多様性を誇るかに見える商品は、私たちの消費欲望を煽り、差異化を極限まで追い求めるためにあり、かつての生産の喜びとは遠い地点まで私たちを運んでしまった。経済のグローバリゼーションの影響は確実に生活の隅々に及んでいる。

逆にというか、野球の評論だけで経済地位の安定を図れる社会となった。

若者のゆくえは見えにくい。宮本みちこが『若者が「社会的弱者」に転落する』（洋泉社、二〇〇二年）で明らかにしたように、若者はかつてないほど将来の可能性を閉ざされ、社会的弱者になっている。かつての農村社会、江戸の都市、及び近郊に於いて地道な努力はそれなりに報われた。その保障があった。高度成長期は地道な努力を重ねるならば、結果としてもろくはあっても、多少の階層移動、経済安定に報われる幸運もあった。だが、今日の日本では地道な努力をしても、たかが知れ、その暗黙の合意が形成されつつある。

若者は多少の努力をすれば将来を夢見ることが出来た。あるいは女性の場合、それが性差別の一表現であろうとも、専業主婦という手段があった。しかし、今日、専業主婦はもはや安定した立場ではなくなり、といって女性の職業選択が大幅に広がったのではない。

大学卒の資格は安定をもはや意味しない。若者は日本が徐々に地道な努力ではなく、ひと握りの才能とあとは弱肉強食の世界になってゆくのを知っているように思える。家族もまたそこへ子どもを押し出してゆかざるをえない。国会議員の三割が二世議員であることは、この国がもはや公職選挙制度ではなく、政治・社会権力において、実質的に世襲制度の国に入ってきつつあることを示している。世襲とは生まれ落ちた家によって将来が決まることであり、排除された側にはおこぼれをもらう努力しか残らない。

国会議員に限らず、実に多くの「恵まれた仕事と階層」が世襲になり、社会の甘い汁を吸った人間・家族ほど、いかにその楽さに血眼になっているか。多くの芸能人、権力者を見れば、はっきりとするであろう。自らの身体と生活においてその可能性を保持しつつ、しかし事態を批判し、かつ世襲の拒否を実行する人間のいかに少数であることか。〈思想〉ということの持つ意味のひとつが、現実を見据えつつ、それを拒否する自由であるとすれば、その人たちの思想はほとんど死んでいるといってよいだろう。

かつて、建具屋が息子に家業を継がせるには、幾ばくかの親の知恵と熟練が下地にあったであろう。仕事への誇りもあったであろう。しかし、現在の国会議員、富裕階層の世襲は、仕事への情熱ではなく、既得権への熱情と運なきものへの侮蔑が支配するのみであろう。

初代若乃花は青森の漁港で重い荷を背負い、腰を鍛えた過去を忘れなかった。先頃、引退した貴乃花は努力の過去を強いて訴える必要から逃れていた。

巨人軍の川上哲治はスターではあったが、下積み生活の長い、偉大なる苦労人でもあった。松井秀喜も大いに努力はしたろうが、世間はそれをあまり問わない。松井で目立つのは対人関係の努力であり、野球選手にもこの種の努力とそのための才能が必要だという社会通念の変化を感じる。

「下積み」生活はそう重要ではない、予め選ばれたもの、一部の才能あるものが浮かばれる、浮かばれて当然であるとの了解と確信が社会全体に強まってはいないだろうか。

野球のスターと国会議員が親交を深めるのは故なきことではない。双方ともに、自分のもらった強運を信じ得る立場にいるのである。

山田昌弘は『パラサイトシングルの時代』（筑摩書房、一九九九年）に於いて、学校を卒業したあともなお、親との同居を続け（学生時代だけ離れ、卒業後に戻ってくる場合も含む）日常生活、経済条件などのかなりを親に依存している、おおむね二十代の未婚若者をこう呼んだ。現在の生活の豊かさを崩すのをためらい、しかし、結婚願望がないのではない。ひとり暮らしの経済負担、面倒さは避けている。親に依存出来る分、金銭的には恵まれている人が多い。

実体としてはよく分かる。経済の低成長によって、高度成長期のような恩恵に浴さなくなった若年層がそのような生活形式を選択せざるを得ない社会背景の分析も納得出来る。子どものためにはなんでもしようという、親たちの意識が影響していることも理解出来る。

私の出会う摂食障害の人もパラサイト状態のことがある。ただ、彼女たちは山田の描いた人たちと少し異なり、かなり家を出たがっている。家族と社会の閉塞状況に敏感であり、出口を強く模索していると私は感ずる。ただ、経済条件がまたしても簡単には許さないのだが。

近年、社会学者が明らかにしてきたように、子どもが成年に達した以降も、親へ経済的に依存せざるを得ない状況は強まっている。若者は好きこのんでフリーターになるのではない。多少の努力では親世代までが蓄えた経済力についてゆけないことを知ってしまっている。特に女性の場合はいまだ、経済的に自立するのはごく一部の階層を除いて困難である。

摂食障害の人の訴える不調の一部はこの、親世代に経済的に依存せざるを得ない苦しさにあると私は思う。過食にはお金がかかる。親のほうは経済的に依存されているのにまだ過食をされると思うだろうが、本人は、このお金がかかる行為を通して、親世代に経済的に依存していることへの腹立ちを再び表現しているように思えてならない。自分の稼いだお金で大量の過食・嘔吐をしている人は少ない。親のお金をこれでもかと過食するのである。

六　希望はあるのか

パレスチナにおける日常的殺人・戦争、米国がイラクに仕掛けた戦争を見れば、「人、獣に及ばず」（司馬江漢）と思わざるを得ない。ひとりの個人、ひとつの家族というより、人類としての希望が持てない。

摂食障害もまた、希望の見えない時代の刻印を負っていると思う。摂食障害の背後にはほとんど定義上、痩せ願望がある。あるいは痩せていることが自己の価値につながるとの観念がある。だから体重の増加を恐れる。なぜ痩せるのかといえば、それ以外に表現方法が見つからなかったからだ。自らの身体を舞台にあげざるを得なかったからである。

だが、身体を場にしつつ家族に訴え、身体を通して社会の希望のなさを訴えているように思えてならない。

私の家族、ひとつの家族だけの幸福はあり得ない。パレスチナで日常的に子どもが殺されているとき、日本にいる子どもが幸せでいることは難しい。人の幸せとは他者と地続きなはずである。

パレスチナはこの世が善意だけで成り立ってはいないことの示唆でもある。この世には悪がある。完全な悪はないが、戦争という名の大量殺人を犯してもやむを得ないと考える人々がたくさんいる。現実にはそのほうが人類の多数派なのである。それはおそらく人間に含まれる属性であり、これからも消えないであろうと思う。戦争のない社会はくるだろうか。

「何人も国家の指導者ほどの悪はなしえない。」（鶴見俊輔）

ここから私たちはどのような希望を紡げばよいのか。あまり希望を持てない時代に私たちは生きている。では、なぜ生きるのか。家族を形成するのか。それは、ひとつには人はかりそめの楽しさでも、あまり意味のない人生でも、それを棄ててしまう覚悟がないからである。もうひとつには、絶望の淵まで歩いていってみたい、そこから人類を振返ってみたいという欲望が私たちに備わっているからだと思う。

だから、つぎに「家族に出来ること」を書いたのは、これで人が幸せになれる、希望が見えるといった方向ではない。とりあえずの、消極的な対処である。

七　家族に出来ること

現在の日本の家族が抱える危機は、親が子どもに出来ることとして、ある時期までの経済援助と愛情くらいしか考えられなくなっていることにある。本来であれば、子どもの個性を考え、将来を見つめる作業をしたくとも、ごく少数の例外（世襲の議員のような！）をのぞけば、親自体を含めそのゆくえが見えないのである。そして愛情とは本来、不安定なものである。

このような状況で家族は何が出来るのだろうか。繰り返していえば、家族だけで出来ることはなく、ないほうがよい。ひとつの家族に何かが出来ると思いこむことから、家族の孤立が始まるといってもよい。

ただ、この世がこれ以上絶望的にならないために、家族が家族だけにならないために、どうしたらよいのか。

風通しのよい家族でありたい。何もかもが他の家族に筒ぬけというのではなく、他の家族の援助を受けやすい家族のほうが楽だと思う。それは一つひとつの家族が独自の信条を持つことを妨げない。

また、家族の葛藤を安易に専門家に明け渡す必要はない。それは日本の家族が絶えず持ってきた脆弱性を強めるだけだろう。摂食障害を含めて、精神科の病気の「早期発見」はよいことだけではない。家族の知恵だけで、「専門知識」を持たずとも、回復へ向かう可能性を否定してはならない。家族が自ら抱えた課題をぎりぎりまで自分たちで悩んでよいのだ。早期発見はときとして家族の自信を無用に失わせ、家族の回復力を弱めるはたらきを持つ。

学校、国家からの要請には家族は別の道を用意したい。かつての共同社会が担っていた躾を、現在は学校が強力に押し進めている。人への挨拶の仕方、早寝早起き・歯磨きの習慣。学校が明治以来続いてきた、日本においてはひとつの国家装置であることを考えれば（芹沢俊介は、学校を「明治以来続くファシズムの装置」と呼ぶが）、日本の家族は相変わらず、国家の要求に弱く、抵抗できない。家族の信条を簡単に学校、国に明け渡している。

家族は楽しくあろうとする必要はない。しかし、学校や国が強制力を持ってきたときの避難場所ではありたいし、隠れ家でありたい。葛藤を抱えた折のダグアウトでもありたい。そうなれば、罪を犯した息子のために父親が自殺する可能性がいくらかは減るだろうか。いじめで自殺する子どもも少しは減るだろうか。

裸に近い日本の家族にそれくらいのマントがあればよいと思う。この強迫と弱肉強食の時代を生きる、他の家族との連帯になるのではないだろうか。

最後にもう一度、日本の転向問題を振り返りたい。一九三三年の日本共産党幹部の転向宣言に続くしばらくは、確かに逮捕、取り調べなどの外部からの強制力によって転向は起きたが、その後の日本人の大量転向を特徴づけたものは、状況追随志向であった。「世の中の体制がこうなっているから、その中で考えてゆくしかない。戦争が始まったから、戦争に協力するしかない。戦争をしているから、窮乏生活を我慢しなければならない」ひとつの状況の中での再逆転を早期に諦めてしまう。これは戦後もずっと日本人の志向パターンであり続け、お上に弱い我々の体質をかたちづくっている。

私はこの状況追随志向が現在の日本の家族を弱くしていると思う。日本人の何割かが、この状況追随志向に気づき、そこからの脱出を図るならば、家族・社会の光景はいくらかは明るさを増し、希望を語り得るようになると私は考える。

附記
転向と家族

本論で触れた転向問題の続きとして、「転向より深い問題」を考えておきたい。日本の家族を考えようとするとき、必ず浮上してくる問題だからである。

鶴見俊輔がリーダーとなって、戦後の日本で「思想の科学研究会」のサークルを母胎として「共

同研究　転向」（平凡社）をまとめたのは一九五九年から六二年にかけてであった。昭和に入り、それまで平和を唱えていた多くのマルクス主義者、自由主義者が雪崩をうって軍国思想と戦争に傾斜していった歴史を振返ることが、日本の思想の再生に必須と考えたからであった。

政治思想の転換の意味で捉えられた「転向」であったが、一九七八年になると鶴見俊輔は「（転向問題の重要さは変らないが）、転向より深い問題がある。」（同書増補版の座談会）と語り始める。政治的信念の変換という意味で「転向」したとしても、母への愛情（木下尚江）、自らの感情の真実（山室静）から見て、政治的転向より深い次元での重い問題があるのではないかとの問いかけであった。

その後も鶴見は繰返しここに戻ってくるのだが、焦点のひとつは西田信春のハウスキーパーを巡る問題である。

西田信春は、一九〇三年生れ、東大新人会に所属、大学卒業後は労働運動に入り、石堂清倫、中野重治と親しく交際する。治安維持法で逮捕、服役した後も転向せず、日本共産党九州地区委員長であった一九三三年、一斉検挙により再び逮捕され、警察の拷問により翌日死亡する。人格、思想とも多くの同志から慕われた人であった。

九州の西田にはハウスキーパーKがいた。一斉検挙の後、Kは仲間の一人であったSと結婚するが、このSが実は西田を官憲に売ったスパイであったことが判明する。

これを知った当時の仲間である前田梅香は戦後になって二人を訪ね、Kに「オヤジ（西田）を殺し、多くの同志を売った者は許せないではないか。私はあんたを連れ戻しに来たのだ」という。

しかし、Kは「たとえ、彼がスパイであったとしても、私は彼を愛しているから帰らない」と答える。

前田梅香は一九七〇年になって書く。

「Sは許せなくても、Kは許してやらなくてはと思いました。「オヤジ」も遠いところから「あ、もういいよ」といっている気がしますもの」

（以上は石堂清倫・中野重治・原泉『西田信春書簡・追憶』（土筆社、一九七〇年）による。ただし、原文ではS、Kとも実名となっているが、私の判断でイニシャルとした。権力犯罪者ではない（と私は思う）二人には名前を広く知られない権利と自由があると考えるからである）

鶴見はいう。

「転向論をやっているあいだは何でもかんでも転向と結びつけて解釈していたけど、三十年たって、いまの私は、転向は人間の最も重要なテーマじゃない、という感じがしている。何がもっとも重要なテーマかというと、「生きていていいのか」「なぜ自殺しないのか」という問題なんですよ。哲学の問題としては、転向よりこっちのほうが重いんですね」

「政治行動というのは表面のことのように私には思える。それに魂を奪われたくない。スパイと暮すことは悪いことなのか。かならず離婚しなきゃいけないのか。私は、政治思想を共にしなくとも、旦那がスパイであっても一緒に暮していくのは一つの立場のような気がします。前田梅香が最後に達した結論は私には理解できる。転向よりも裏切りよりも深い問題がある。転向者として同志を売るようなことをやって、どうして生きていったらいいだろう。そこで自殺するという考え方もあるでしょう。熊沢光子のように。生命のかたちはそれを否定するものとの葛藤なのであって、そこまで降りていくと政治的転向より深い問題に出会うと思いますね」

（『期待と回想』上巻、一九九七年、晶文社）

私も前田梅香が三七年後に達した感慨に共感する。しかし、そのことと、鶴見がいうように「（政治的）転向より深い問題がある」ことはやや別の問題を孕んでいないだろうか。

Kとかつてのスパイを含む家族は、裏切りを知ったあと、何を考えていたのだろうか。転向問題をどこまで深く問いつめたであろうか。

転向のゆくすえを充分に問わずに、愛情の深さを肯定的に捉え、政治的転向よりも深い問題があると決めてしまうことは、転向と愛情を互いに侵入不可能な領域と考えてしまう危険に陥らないであろうか。

家族が政治的心情を語り合い、結束する家族を良しとするのではない。思想の違う人間を愛せないというつもりも全くない。だが、家族の愛情と思想・心情はそう簡単に切り離せられるものだろうか。前田梅香の結論は、転向より愛情を深いと思ったがゆえの許しではなく、むしろ転向の苦渋をながく味わい、葛藤したであろうKへの思いやりではないだろうか。

少なくとも戦前における知識人の転向は、政治信条から、家族・民族への愛情に目覚める形を取った。それは、ある意味で国家の圧力に対抗しえない日本の家族の弱さでもあることを私は本文で述べた。戦後の転向もその影を引継いでいる。だからこそ、私は政治信条と家族への愛情を〈比較する〉こと自体が危うく思える。

「愛しているから」の言葉にあまり大きな意味を付与することに私は慎重でありたい。また、KとSの辿った家族のその後を知りたい。

一つひとつの家族が思想信条でどこまで葛藤したか、裏切りや転向を抱えながらどのように生きたかをもう少し追ってみる作業こそが、日本の家族の弱さを知る上で役に立つのではないだろうか。

3 子どもの権利・学校のお節介

この文は、一九九八年に発足した「子どもの人権ネットワーク山梨」の会報に寄せた。残念ながら、現在は活動を休止している。

日本の学校教育を実り少なくしている要因ですぐに思いつくのは二つある。ひとつは学校のお節介であり、もうひとつは少数意見の排除である。

この二つは学校教育だけではなく、日本全体を覆う傾向でもある。駅や百貨店でエスカレーターに乗ろうとすると、「危ないですから中央にお乗り下さい」というテープが聞こえてくる。

このような例を挙げ出すときりがないが、学校の例から考えてみたい。

子どもが学校から持って帰ってきたプリントによると、「連休中に友だちの家に泊らないようにしよう」「お祭の日には七時までに家に帰ること」とあった。余計なお世話である。私の子どもはこのようなお節介を気にしていないし、そんな子どもが多いとは思うが、友人の家に泊ることのどこが悪いのか。いや、それ以上に子どもの私生活に学校が介入して当然だとする判断が恐ろしい。

私が中学生のとき、親に買ってもらったばかりの登山テントを予行演習をかねて庭に張り、友人と夜を明かしたのはいまもって懐かしい思い出である。

祭の日に何時に帰宅しようと、それは家庭で話し合うことがらであり、学校が決めることではない。このような単純な――と私には思えるのだが――認識のずれが現在の学校と家庭の関係を貧しくしている。

遠足には揃いの体操着を着て出かける。学校の説明は「便利だ」とか、「他の学校と見分けやすい」とかいう。子どもと家庭が相談して着てゆく服装を決めればよいだけなのに、日本の学校はそれでは気が収まらないらしく、「決めておいたほうが便利だ」との理屈でお節介を焼く。誰のための「便利」なのだろうか。

「便利」というのであれば、子ども自身が便利と考える服をして、一人ひとりが出かければよいではないか。遠足には自分の気に入った服を選び、その日の気候にあった服装を選ぶのも子どもの大切な日常ではないのだろうか。互いの服を見分け、そこに友人の個性を感じ、成長してゆくであろうに。

子どもが保育園時代の写真を見ると、一人ひとりが自分の洋服を着てかわいらしいのに、中学生になると、どの子どもも同じ制服のために、見分けるのに苦労するときがある。同じ想いを経験する家庭が多いだろう。

「制服のほうがお金がかからない」とかの神話を信ずるひともいる。一日のうち、制服以外を着ている時間もあるのだから、このような理屈は最初から破綻している。制服だけを考えても三万円もする制服のどこが経済的なのか。あるいは、中学と高校だけ、日本の家庭が貧しくなるとでもいいたいのだろうか。

次に出てくるのは、「中学生らしい服装」「高校生らしい服装」としての制服説だ。人間を服装で判断しようとする考えがもともと貧しいが、中学生と高校生だけが(小学生にも制服を強要するエリート学校もあるが)「らしさ」を求められるのも不思議な話だ。

制服とは職業や身分を示すために――それが差別的であった歴史を含め――使われた。しかし、中学生は断じて身分ではなく、単なる年齢集団に過ぎない。

私にとっては残念なことだが、親の側からも制服の支持はある。そしてこの声が実は学校からの「強制」をしっかりと支える。

「制服でないと毎日洋服を選ぶのが大変になる」「高い服を買わされるから困る」高い服を買わなければよいだけであり、その親子の話し合いを面倒と考え、子どもの説得をあきらめる親が、子どものしつけを学校に委譲することから話が混乱する。毎日の服装になにを選ぼうと、そんなことは当人（と家庭）が考えればよいのであって、学校の制服で解決すべきことではない。いらぬお世話である。

個人の服装、頭髪などに過剰な関心を示す必要はなく、校則でそれを規定する必要もない。学校の教師は子どもの生活を把握しようとする姿勢が過剰であり、親のほうは子どもの日常を学校に預けすぎている。

校内での喫煙を教師が発見し、注意するのは自由だが、どこかの公園で喫煙している自校の生徒を発見して慌てるのは、過剰反応と自らを疑ってみる姿勢が必要である。

学校は放課後の生徒の行動に責任を持たない、持ってはならない。

日本の学校はお節介の連続体である。家庭の機能が衰えたため、学校がこのような補完をせざるを得ないのだと説くひともあるが、学校で出来ないこと、してはならないことは、いくら親の要請があっても拒否する、これが職業倫理であろうと私は考える。親から依頼されたことを次々に引き受けるのが職業倫理ではない。

日本の学校は子どもの生活を隅々まで支配しないときがすまない制度となっている。

その理由のひとつは、恐らく学校教育の目標のひとつが「しつけ」、特に「集団生活におけるしつけ」に置かれてきたからだ。いわく、「集団生活ができるように」となり、制服に従うのもこの集団生活のしつけを学び、馴染んだ証拠となる。

最近はこの集団生活のしつけが個々の生活のしつけにまで拡大され、小学校では歯磨き、排便のチェックまでするようになったから、恐ろしい。

親は自らの子どものしつけを学校に明け渡さない。ときに集団に馴染まないかゆえに苦悩しているであろう子どもの個性を必死に守るのだ。

甲府の小学校では集団登校をいまだに行っているが、集団登校と個別登校で交通事故の割合が変化したという統計はない。集団で歩けばかえって個人の注意が疎かになる可能性があるだろうし、六年生には六年生の歩く速さがあり、一年生には一年生の歩き方がある。私は、一年生が辛そうに上級生の歩速にあわせている光景をいくどか目にしている。逆に六年生は一年生の歩速にあわせるのに苦労している。これを一律にしようとする無理がある。このような「訓練?」で思いやりが育つと思っては困る。思いやりは自発性から育つ。

大体、高学年の子どもが下級生の事故に責任を感じるが如き集団登校は、子どもに過剰な責任を負わせている。仮に集団登校が是非とも必要であるならば、集団下校もしなければならない論理的帰結なのだが、これはあまり実行されない。つまりは朝の時間だけで心配した形を整える、親と学校のご都合主義なのである。

中学の自転車登校にはヘルメットが義務とされる。登校中の事故は法的にも学校と無関係である。にもかかわらず、学校は子どもを「心配・指導」という名分のもとに管理しようとする。交通事故から自分を守る能力でいえば、より未熟かもしれない小学生が毎日自転車で駆けまわっているというのに、中学生になると急にヘルメットをかぶらないと学校に行けなくなるのだから不思議ではないか。

子どもの権利を考えるとき思い出す一冊の本がある。久世礼子『中学生になぜ制服か』（三一書房）でもう二十年前に出版された。

五人の子どもが学校で定められた「標準服」を着るのを嫌がり、親もその考えを応援し、学校、周囲からのさまざまの圧力を受けながらも志を守り、私服で通い通した記録である。

「私は三十年近く教師をしていますが、こんなことは初めてです。なぜ制服を着せないのですか」「一人だけ違うことをすると、健全な仲間づくりが出来ず、非行に走ったり性格がゆがんだりするのです」

このように語り続ける教師が多数派であることは予想がついたとして、それ以上に日本という国の国民性を私に考えさせたのは、五人の子どもが通った合計十年近くの歳月に、理解者は現れたが、実際に久世さんと同じ歩みをとる親子はただの一人も出現しなかった事実であった。これが日本という国である。

あれから二十年が経ち、ここ山梨の市立中学では、真っ黒な「制服」が同じ姿で歩いている。「心身の健全な発達」を唱えながら、動きにくく、体を締めつけ、暑いときに脱ぐことも出来ない制服が歩いている。そして制服を嫌がる人は依然として少数派である。

石原慎太郎が国会議員であったときに、「民主主義は多数決に従うことだ」とよく言っていた。こんなことを言うのは彼に限らないが、民主制（民主主義）とは多数決に従うことではなく、少数者、すなわち、構成員のうち多数意見とは異なる意見を持つものの権利をいかに守るかの実現への努力だと私は考える。

しかしまた、このような民主制の理解そのものが恐ろしく少数者なので、議論が滞ってしまうのだが。

かつて中学・高校生の制服が活発に議論された時代には、制服ではなく、「標準服」なるまがい物の言葉が使われたが、現在の山梨では、法的にも無理がある「制服」が日常語である。

その真っ黒い制服を着たい人は来てゆけばよい。だが、同時に真っ黒な制服が嫌な人が自分の好みの服装で学校生活を送る自由を認めてほしい。自分の気に入った靴で登校する自由を認めてほしい。人と違った服装を好むからといって嫌がらせをしないでほしい。

少数者の意見と行動が他人に迷惑をかけない限り、尊重され、差別を受けない――これが民主制の根本である。民主制のもとで個人の行動が制限されるのは、他人の権利を侵害するときである。私の子どもがTシャツを着て登校して誰の権利が侵害されるのか。中学に入った途端、なぜ履き慣れたスニーカーをやめ、学校の指定する新しい靴を買わねばならないのか。昔からのスニーカーで登校して誰の権利が侵害されるのか。せいぜい、同じ服装と同じ靴の生徒を見たいという教師の欲望を侵害するくらいであろう。

同じ制服、同じ体操着、同じノート、同じ靴、同じ鞄。これで「個性の尊重」と文部省はいう。日本中を見渡せば、学校における子どもの意見表明を認めようとする、いくつもの素晴しい試みがある。山梨県でも心ある教師・親は既に存在し、私たちとはまた別の場で活動をされているると思う。私たちのネットワークが多くの人たちと語り合える場になればと願っている。

附記

その後、広田照幸『日本人のしつけは衰退したか』（講談社現代新書、一九九九年）を読んだ。多くの資料を駆使し、地域・階層によるしつけの差異を歴史的な観点から解明する労作であるが、現在の学校・家庭の関係について次のような判断をしている。

「七十年代以降、「教育する家族」が広まるなかで、「学校が（わが子に）余計なことをやりすぎる」という批判にさらされることになった。地域共同体は消え、学校は「教育する家族」に従属させられるようになったのである。」（同書一二八頁）

「学校に批判的な親たちは、学校に異議申立てをするための新しいイデオロギーを、七十年代半ば頃からさかんに用いるようになった。それが「人権」イデオロギーである。

学校と衝突するような行動的、積極的な親は、まだ少数でしかない。しかし、「人権」イデオロギーに依拠する彼らの主張は、広い層にアピールすることに成功してきた。頭髪規定にせよ校則問題にせよ、彼らアクティブな親たちの抗議や運動によって社会問題化し、八十年代後半から次第に学校現場を変化させる成果をあげてきている」（同書、一三一〜一三三頁）

広田は学校の力を過小評価し、「人権派」を過大評価しているのではないか。現実の学校教育では依然として頭髪の管理に汲々とする校則が大勢を占めているのであり、「集団教育」の名の下に、子どもたちには服装の自由すら与えられていないのである。「人権派」の親は成果を上げないままであり、学校への従属に甘んじている。したがって、広田の現状判断は、私たち「人権派」（と敢えていおうではないか）から見ると、学校の持つ強制力に対してずいぶん甘い判断であると思わざるを得ない。

第四章
人びとの記憶

この章には五人の人の記憶を載せた。たまたま文章化する機会をどこかで与えられたとはいえ、私に深い影響を残してくれた人々であった。どのようにして出会ったかについて、少し説明を加えておきたいと思う。

高校時代までの私にとって、ヨーロッパとはひとつの抽象であった。LPレコードのジャケットに映った、馬車が通り過ぎていったばかりのような石畳の道を眺め、夜のラジオから流れてくるグレゴリオ聖歌に耳を傾けてはいたが、具体的な経験の対象には至っていなかった。

その私にヨーロッパをこの目でみる機会を与えたのは、サークル活動として所属していた大学オーケストラにほとんど偶然に降ってわいた、訪欧演奏旅行であった。半ば招待旅行であり、例のない幸運であった。文字どおり落ちこぼれのチェロパートの一員として、ドイツとオーストリアを三週間のあいだ旅した。

テユービンゲンの雪に濡れた石畳の道、ザルツブルクのモーツァルトの生家、ミラベルの庭園、田舎の小さな教会から聞こえてくる鐘、明け方のインスブルックの街から見たアルプスの峰々、ケルン歌劇場で聞いた『ナブッコ』、ウィーン国立歌劇場で聞いた『ホフマン物語』。

憧れを抱く時間を飛越えて、ヨーロッパは一挙に一九歳の私の魂を根底から揺さぶった。そして、もう一度、ここに住むために戻ってきたいと心に期した。

一九六八年は、大学闘争の年であった。封鎖された大学の建物に寝泊りしながら、私はいい加減な関わりにゆくえが見えず、といって違和感を極める真剣さも持ち合せていなかった。焚火の火明りで石川淳と鶴見俊輔を読んでいた。レーニンや毛沢東より、鶴見俊輔の『日常的思想の可能性』や『不定形の思想』に余程近い自分を感じていた。

当時、大学生に唯一開かれていた留学試験である、サンケイスカラシップに応募し、フランスへ渡ったのは、一九六九年秋、五月革命の熱が残っていた季節であった。東京育ちであった私は地方都市を希望し、南西部のボルドーと南仏のエクス・アン・プロヴァンスに一年ずつを過した。

文学書を読みながらも、政治の議論をたくさんした。三島由紀夫が自決したときに多くのフランスの友人からコメントを求められたが、私は彼の死に無関心であった。労働者も参加した五月革命の社会に対する影響は、日本とは全く違っていた。永住も考えないではなかったが、フランスにおける自分の存在に自信はなく「日本で出来ることを試したい」との言い訳を友人たちに語り、二年間の留学を終え、一九七一年の秋に日本に戻った。

日本では学生運動は凄惨な方向に向い、内ゲバが人の命を奪い一九七二年に浅間山荘事件が起きた。私はそれをテレビで見ているだけであった。

ウィメンズリブの運動は、私に全く違和感がなかった。フランスでの体験もあった。幼い頃からの既定路線のごとくに学者を目指し、比較哲学などの大学院を受けたが、落ちた。

そのとき私はようやく大学、あるいは学者に不向きな自分に気が付いた。人の学問の邪魔をする愚かさも嫌になった。いい加減な自分への戒めとして、大学でまじめに学問をしている人を含め、迷惑をかけた人たちへのせめてもの詫びとして、「大学教員として禄を食む生活はすまい」と決めた。

そして、鶴見俊輔とその周辺の人々に会うべく「思想の科学」の門を叩いた。そこで知己を得た人々は、今日まで私の宝となった。年齢や職業を超えたつき合いがあり、上野博正にもここで出会った。鶴見俊輔から教えられたことは限りがないが、相手を徹底して理解するまでは批判を保留する姿勢、自分の考えが相手に伝わらないときに、決してその相手を批判しない姿勢であろうか。

白樺派、（戦前の）日本共産党、山岸会、みな鶴見さんからほどの深い理解を受けたことはないと思う。

一年半ほどフランス語の通訳をした後に、相対的に自由な時間と空間が持てるだろうと考え、大学の恩師の紹介で通信社に入った。多くは地方支社が最初の配属先になるのが会社の伝統であったが、東京本社の文化部長に目をかけられた私はそこが最初の職場となった。私は文化生活欄を希望し、性教育、女性への雇用差別、人口問題などの記事を書いていた。

一九七三年の夏に出会った朝山新一さんは大学教授を退官し、発足したばかりの「財団法人日本性教育協会」を率い、世界を歩き回っていた。『性教育』、妻の死を看取る体験を綴った『さようなら、ありがとう、みんな』（いずれも中公新書）と二冊の名著がある。

仕事上ではあったが、暖かな手紙をいくどかもらい、心の師と思っていた。

文化部での二年の仕事ののち、私は東京を離れたくなり、自ら希望して釧路支局に移った。遠い、未知の土地へ行きたかった。南ではなく、「北帰行」のように北へ向かうのが憧れの表現であったかも知れない。当時の会社では組合の力が強く、勤務地についての希望がかなり通った。

一九七五年から約四年間、釧路湿原と阿寒の山々がよく見える高台のアパートで過ごした。二百海里問題で、北洋漁業が急速に衰えてゆく時期であった。出張を含め、知床半島には繰り返し出かけた。山もよく登った。

そして仕事の傍ら、というより仕事以上にいくつかのサークル活動に熱を入れ、生涯の友人たちを得た。

堀要君は私に映画の見方を教え、また私の文章に対しても厳しい批判を惜しまなかった。ヴィデオの発達により、映画の多くが地方都市でも個人的に観られるようになり、堀君の提起した状況は変った。しかし、彼の教えは私に残った。

ウディ・アレンの「アニー・ホール」が釧路で上映され、私などは主人公の葛藤、ニューヨークの雰囲気に国と立場の違いを超えた同時代性を感じて、心が動揺したが、彼は「映像で勝負する映画と違って、言葉の多い外国映画は内容をよく理解できない不安が残る。だから評価しにくい」と語っていた。私はそれ以来、ウディ・アレンの映画を観ても、字幕に欠けた部分の大きさを忘れられなくなった。

サークルでその年に上映された映画のベストテンを投票するときにも、彼は釧路で初めて上映された映画の中から選ぶ姿勢を崩さなかった。

私たちはよく飲んだ。「酒によって全然変らない人間も信用できないけど、全く変ってしまう人間もちょっと困るよね」

彼はそういっていた。

七九年夏、朝山さんが急逝された。

それは人生でやりたいことがあるなら早くしたほうがよいとの決断を私に与えた。私が医師になりたかったのは、十代に遡るが、二十代に出会ったウィルヘルム・ライヒ、ウィメンズリブの思想は人間の性を考える日常を私に与えていた。朝山さんは医師ではなかったが、人間の性に近づくには医師がよいだろうと思った。医師になったやり直し組には既に上野さんもいた。私は通信社を退職し、翌年三三歳で医学部に入り直した。

朝山さんの縁で、私は小学館が出していた『性教育研究』の下書きなどのアルバイトをしていた。友人との縁で、ライヒの弟子の一人であったが書いた『Fury on Earth』のごく一部を翻訳する機会に恵まれた。そこには、自らを狂人扱いする社会に対してあくまで闘おうとする悲壮なライヒと、女性遍歴を重ねるライヒの姿があった。

熱が覚める前にと言う思いがあり、医学部五年のとき、ウィルヘルム・ライヒの娘、エヴァを尋ねて米国のメーン州へいった。彼女は「父にあれほどいろいろな女性がいたとは知らなかった」と語っていた。

エヴァにあった後、私は性教育家として知られるソル・ゴードンを訪ねるためにシカゴへ行った。彼が主催する性教育のシンポジウムがあったのだ。

医学部を卒業しようとする少し前、一九八四年に中井久夫先生の著作集の出版が始まった。私は精神科の医師を志す前に、一度会っていただいた。先生が当時、勤務されていた神戸大学の精神科を希望しなかったのは、先生が専門とされた統合失調症に私が怖れを持ち、中井先生の指導のもとに仕事をすることに不安を感じたことがひとつの理由であった。その気持ちは変らずにきてしまい、どちらかといえば中井先生が深追いしなかったアルコール依存症や摂食障害に私は出会い、今日に至った。

だが、中井先生の著作の存在しない精神科医生活は、私にとって全く想像できない。私と同じ気持の精神科医は日本中に星のごとくであろう。

釧路で映画を見続ける意味
――堀要君のこと

私は釧路に住むようになって、新しく封切られる映画を以前よりははるかに丹念に追うようになった。映画会社によって系列化された配給ルートの末端で、映画の種類も本数も非常に限定される状況が、逆に、「来るものは見ておきたい」という具合に作用するのだが、それでも私はまだ「選ん」でいる。

私のように選択することなく、釧路で二三年間、映画を見続けてきた意味を教えてくれたのは友人の堀君であった。

物心ついたころ父親に連れられて観た日活の『夜霧に消えたチャコ』に始まって、早熟に過ぎたであろう少年時代に既に、戦争映画から西部劇、東宝、東映、日活、中学時代にはフランスの恋愛映画を加え、あらゆるジャンルの映画を年間に百本、二百本と見続けてきた彼は、会計事務所に働くいまも、映画を少しも過去のものとしていない。

私たちのサークル「くしろ映画集団・四季」の会報に彼はこう書いたことがある。

「近頃、映画の流通機構の悪化ぶりが顕著になってきた。この二、三年からぼくも感じてはきていたのだけれど、他言することは控えていた。それはなぜかというと、興行ということを勉強すると、見たいと思う以前に、見られないということが解ってしまうからである。ぼくのぐるりの映画ファンどもはそういうことに極めて無知であるから作品というものが直ぐ眼前に出現するとの錯覚をおかしてしまう。その上、釧路という東京中央集権文化の末端に位置する所に居住するという二重の悲劇性を背負ってしまっている。

だからといって東京に行けばいいという短絡をいっているのではない。それでは現存する東京の権威を維持するのに協力してしまうだけである。ぼくの今感じている焦燥もその点に関してである。制作―配給―興行という既存のシステムは決して特定の個人を対象にしているのではなく、大衆という不特定多数のボンクラ観客を相手にしているのだ。ぼくはそのボンクラ共を相手にするのに疲れたから、半ば自嘲気味に何々が見たいなどといわずに眼前するものに黙々と対峙し続けてきたのだ。

『ナッシュビル』なんてのは釧路で見られないということがすぐに解らにゃだめなんだよ、Sくん。……」

終りの数行にはみんなシュンとしてしまった。彼の見てきた一本一本は、映画ファンとして一年でも真面目に名画座に通えば、映画についてモノが言えるようになるだけ映画が氾濫する東京と比べることはできない。二番館がひとつしかないため（それも三年前に閉鎖になった）一度見逃したものは再び見ることのできない、時間の容赦のなさがむしろ彼にとって映画を常にアクチュアルなものにとどめておくことになったが、彼が黙して身をおいてきたものは、透いて見えても手の届かぬ配給ルートと、それを支えるボンクラ観客の現在でもあった。

釧路には十の映画館があるが、昨年『タワーリング・インフェルノ』が洋画封切館四館のうち、三館で同時上映されたときには私たちも唖然とした。これに続いた『ジョーズ』も大当りで、数週間も二館上映が続き、私たちのほうがパニックに陥った。宣伝費をかけた「大作」はとにかく人を驚かせて客を集めようとし、事実集まる。

「映画は楽しいから見るんだし、娯楽なんだけど、暇つぶしにパチンコ行くのと同じ感覚で行く人が多いから、キワモノばかりになってくる。最近のパニックものでもサーカス的というか映画が露悪な見世物になっているもの。

でも、どの映画が下らないということより、とにかくジャンルとして散らばってほしい。ミュージカルも見たい、海洋冒険ものも見たいというときに、オカルトが一発当たると、釧路でも立て続けに十本も来て『愛すれど哀しく』とか『泳ぐひと』とかいわば中小の作品が全く来なくなるのが一番困るよね」

そう彼は嘆く。

私たちのサークルは発足後一年半の間に、G・モンタルド『死刑台のメロディ』、浦山桐郎『私が棄てた女』、小川プロ『どっこい人間節』、C・リード『第三の男』、A・ワイダ『地下水道』『灰とダイヤモンド』、大島渚『白昼の通り魔』の七本を上映し、毎回百五十人ほどの観客を集めるのが精一杯だが、ある程度、評価の定まった作品をとり上げざるを得ない私たちの自主上映が満員で、『ジョーズ』や『犬神家の一族』、三浦友和以外で一般の映画館に客が入らないとしたら、それこそおしまいという気がする。

自分たちの見たい映画を——自主上映といっても観客の入りは予想せざるを得ない——自分たちで上映するのは楽しくはあるが、自主上映が現在の制作—配給システムのなかに置かれた状況をみておかないと、名作と大作の二極分解に少しも抵抗することができず、映画から奪われた大衆娯楽性はいつまでたっても戻らないだろうと思うのである。

責任を持つ性の教育
――朝山新一さんの教え

十二月の、空からは富士山と南アルプスが見えるに違いない晴れた日、通訳の仕事で長崎に行くことになった。長崎の商工会議所に入った同時通訳の機械の説明会に呼ばれたのだが、通訳を再び始めるようになって、と言うよりその前の会社を辞めて以来、はじめての出張だ。

ある友人には疑問を投げられつつ、六年間、私を養い労働運動も教えてくれた会社を辞めたのは、医者になるためであった。十五年ぶりの大学入試を受けて、この春から医学部一年となり、九ヶ月がたったが、学生とは要するに〈無職〉の退屈でみじめな身分だ。私は昨年まで釧路で出会った、多くの友人の人生と知恵をはるかに信ずる。

飛行機に乗ってサラリーマンに戻ったかのような快い緊張感を思い出していた。窓に見えてきた淡路島は、十四年前、大学のオーケストラが夏休みに行っていた演奏旅行で打上げの日に訪れた地だ。夜にドヴォジャークの〈新世界〉で終る満員の演奏会があり、翌朝、散歩もせず慌ただしく東京へ戻ってしまったのは、多分チェロのレッスンの日が迫っていたのだろう。当時は風景と住む人々への関心が湧かぬほど経験の蓄積が乏しかった。

長崎は初めての街だ。道を尋ねぬまま賑やかな市場に迷い込むと、北では見られなかった河豚や鯛が並んでいる。

今日は五人のパネラーが予め決められた日本語と英語のシナリオを読むのをヘッドフォンで聴きながらフランス語に訳せばよいのだから気楽だが、いつもは商談や会議の通訳が多く、ずっと疲れる。以前に比べフランスから生産性向上や電算システムの見学が増えたのもここ半年の驚きだ。

日本語からフランス語へ、その逆と、休みなしに一日しゃべると、帰りの電車では本が読めないほど頭が疲れている。

能力は要求されても思想は要求されないという訳だろう、「仏文」を学んだひとで通訳を本職とする人はまずいない。それを生計とする私も一生とはいいきれない。仕事のあとで「通訳を専門とされているのですか」と聞かれると、つい「いいえ、本当は学生です」と言いたくなる。学生であることは失敗したときの言い訳にもなる。そしてこの逃げ穴は職業を貶める道だ。

仕事は明るいうちに終ったが、市内の旅館に泊る。釧路支局にいたとき、釣り愛好家の好むオショロコマの取材に、東大雪に近い然別湖に出かけたことがある。数人からの話を聞き終って、ひとりで雪の湖畔を一時間も歩いて山田温泉という古い宿に泊った。

新しい街を訪れると、駅舎や食料品店にそこの表情を求めて歩く習性はずっと続いている。太陽の沈む前にと、早足で南手にある丘を登り、大浦天主堂へ行く。視野の開けてきた長崎湾を後ろ手に階段をつめ、御堂にはいると正面のステンドグラスが光の束を暗い堂の内へ送っている。備えつけのスピーカーからグレゴリオ聖歌が流れ、機械か、と思う前に聴き入ってい た。十七、八の頃、夜更けてから真暗な部屋で、石畳とともに私にとって西欧の美の表現であったグレゴリオ聖歌を聴くと、心が震えてならなかった。その後、フランスへ留学した最初の復活祭の休みに、この旋律を感じるために、一週間、中部フランスの修道院に滞在したことがあった。

だが、留学記『パリの静かな時』を書いた大久保喬樹のように、異国の文化に自己を照返しているだけでは、私は生きられなかった。あれから十年がたった。

いまは、グレゴリアンを聞きながら、まだ新聞記者をしていた二年前の冬、その少し前に亡くなった朝山新一さんを偲ぶ会が京都であり、私も遺影の前でバラを献じているときを思い出した。動物発生学から出発し、性教育に生涯の残りの情熱を注いでいた明治四十一年生れの朝山さんに出会ったのは、私が東京で文化部の記者をしていたときで、権威主義と俗説を嫌い、人間の性に真摯な愛を求める姿に私は傾倒した。

「女に性病うつして知らん顔する男を育てるのか、そんなことをせん男を育てるのか」

「女と寝た、いう子にコラッと叱るのがいまの先生や、そんな教育はあかんのや。そうかー、どうやった、気持よかったか。そりゃよかったなあ、けどなあ、お前、避妊はちゃんとしたか、セックスしたら妊娠するかもしれんのやで、こう教えるのが性教育なんや」

雑誌の座談会で、性教育消極論の多田道太郎に「あなたは日本の社会にも性についての情報があったというが、遊郭や春画は外道の性教育で男と女の本当の幸福、社会での生き方に通じるものではない」ともっとも厳しく批判していたのも朝山さんだった。

私にいわせれば、吉原も、嫁と姑の諍いも、海女の過酷な労働も、すべて政治とモラルを風俗と混同させたところで、貼絵の比較文化を語る多田道太郎は、若者や女の性の抑圧にではなく、抑圧の〈され方〉に関心があるのだ。

幻想タダ乗り術で人間をわかったつもりになっている岸田秀も、彼らは文化という抽象は愛しても、一人ひとりの苦しむ人間を愛し得ない。評論家ではあっても教育者ではないのだ。

私は京都で声が出なくなるほど泣いた。

風が強く、夕方の港が美しい。ここから二千キロも離れている釧路の海が重なる。釧路も冬は晴れて、明かりをつけ始めた貨物船が並ぶ港全体が夕陽に染め上がってゆくのをよく見ていた。そこは転勤という形では去り難く、会社を辞める、だからいなくなるという形でしか別れを告げえなかった人々の住む街だ。

私は決して新聞記者が嫌いになって辞めたのではなかった。〈夜廻り〉はしなかったが、警察発表にしろ漁業問題にしろ、常に考えながら記事を書くようにしていた。日本のジャーナリズムの腐敗は、右にせよ左にせよ、自分の頭でモノを考えない記者たちに起因するというのはいまも揺るがない確信だ。

私は人間の性に関する評論家になる自信はなかった。

私は医者になる自己に、自分自身の性に対する感覚と知恵を賭けたいと願った。

だがそれが半ば幻想であることは、辞表を書くときからわかってしまった。人間に近づくために、なんで他の人より医者が近いということがありえよう。だから、予備校へ通った一年弱の期間の辛さは、受験勉強ではなく幻想への責めだった。その責めを負いつつ私はこれから生きてゆかねばならない。

男への違和感と愛おしさ
――ソル・ゴードンの思い出

ソル・ゴードン（一九二三―二〇〇八）は心理学者であり、米国の性教育の指導者の一人であった。

『すべての家族は違っている』『ハンディキャップを超えて――心身障害者（児）のための生活』など多数の著書があり、テレビでも人気の出演者であった。

以下は彼を米国に尋ねた記録に、日頃の私の気持ちを重ねた文章である。一九八七年の初発表時には、彼との身体的接触は書かなかった、書けなかった。だが、彼が亡くなって一〇年以上が経過し、ありのままを書き残すべきだと考えた。したがってその部分を中心にかなりの補筆を行った。また、性転換（トランスジェンダー）を説明した部分は今日の状況とかなりの変化があるだろう。私自身、精神科医になってからトランスジェンダーの人の苦悩を見てきた。

1　吸い殻の男たち

毎朝毎夕、国電のプラットホームに立つ男たちが煙草の吸殻を線路へ投げ棄てる。私はその光景をもう何十年も見続け、深い違和感と孤独を棄てえない。かつては「線路はゴミ捨て場じゃありませんよ」ということもあったが、ここ数年はその気力は失せてきた。吸殻の男たちが病気というのではない。投棄される吸殻は男ゆえに多めに見られる行為と知り、逆に見過ごされない場所では怯える人たちであるのだ。

ついさっきまで集会で差別だ、人権だと訴えていた男たちの、この帰り道を私は見すぎてしまった。

座った脚を広げ、投げ出す男たちの電車。混む電車は不都合なのか。疲れた身体と労働から来るやむを得ない所作なのか。大体、電車を利用する必要のない金満階級はどうなのだ――。性差を貧困や階層の問題に昇華させ、〝恵まれぬ〟男性たちが刹那的・代償的に男っぽさを表出しているとの弁護を私は採らない。

小さな特権に安住するものは連帯を求めない。現在も近い将来もそう不自由なく暮らしていくであろう、男性の知人たちがいかに傍若無人に脚を広げてきたかをこの目で見てきた。

特殊浴場に通う男性にはもてない男が多いとの議論も現実と乖離している。一部のスポーツ選手が押し掛ける高級ソープランドの実態を知れば、ソープランドの大衆性は消し飛んでしまう。男の社会的地位によって段差があるが、根底では男ゆえの搾取である。

2 強迫的ではなく、不健康ではなく

私は男嫌いであるからこうして彼らの性の不健康を指摘するのではない。私は男に優しくありたい。男に優しくない男が男である自分を愛することは難しいだろう。人間はあくまでも類の中で生きる。そして自己を愛することなく、他者を愛することは難しい。

私は異性愛を生きてきたが、それは同性への嫌悪とは無縁であり、男同士の敵によって強まるものでもない。異性愛も同性愛も健康な性の持ち主によって見守られる。

ただ私の場合、上に述べたような、ある時期から覚えた同性への違和感が同性への愛をすくなくしたと思う。私が一九七一年にフランスでウィメンズリブの思想と行動に出会い、翌一九七二年に日本でウィメンズリブの女性たちに出会ったときは、自分が励まされたような誤解を持ったのはそれゆえであった。

フランスでヒッチハイクをするとしばしば同性愛の男性の車が止まった。もちろん車が停まってくれたときにわかるのではない。「私の家で休んでいかないか」と言われてやがて気がつく。その家に入ったこともあるが、彼らはいつも控えめであり、少なくとも私を威嚇、ある

いは強要することは全くなかった。そのような幾つかの経験はあったが、私は基本的に同性愛には無関心であった。ジャン・ジュネの描く同性愛の世界には関心が湧かなかった。

日本へ帰国し、主に米国経由のセクソロジー、性教育の本を読み、同性愛の「暖かみ」を感じるようになった。当時、アルバイトで原稿を書いていた「日本性教育協会」の紹介で、ソル・ゴードンへ手紙を書き、シカゴで行われる性カウンセリングや性教育を考えるシンポジウムを見学することになった。

3　同性愛への恐れ

一九八四年の夏、医学部生であった私は初めて米国に入り、ソル・ゴードンにあった。ホテルの一室に私を読んでくれた彼と会話をした。小一時間も喋っただろうか。彼は私をバスタブに誘った。そして私の体を触ってきたが、私は些かも性的に興奮しなかった。

彼は「マサオ、あなたは同性愛に恐れを持っていないか」と聞いた。一八〇cmを超える彼が上から覗き込むように、覆いかぶさるように熱心に問いかけてくるとき、私は米国には知識人の間にも同性が多いことを思い出した。彼が結婚しているかは知らなかったが、既婚者に同性愛者が多いことは知っていた。

相当な時間が経過し、私は苦しかった。彼に幾度か問われて、私は些かも性欲を感じない自己を確認した。そして言った。

「残念だが、私はこの瞬間に性欲をまったく感じない」

ソル・ゴードンは怒りもせず笑顔も見せず、「わかった」と言い、私たちはバスタブを出て、再び衣服を着た。彼は私が出していた手紙の内容を思い切り褒め、言った。

「マサオ、私も基本的には異性愛だ。しかし、同性愛に対する恐れを持っていては良き性教育者になれないよ」

私は礼を言ってホテルを出た。彼六一歳、私は三七歳、忘れえぬ体験であった。私は自分が徹底した異性愛であることを再確認し、同時に同性愛を未熟な愛として処理するフロイトへの強い違和感が消えなくなった。性を大胆に語り、かつフロイト批判の鋭さから、書物上の私の「師」であったウィルヘルム・ライヒも同性愛への弾圧には反対したが、同性愛そのものには関心を示していなかったことに気がつき、彼への信仰は揺らいだ。

ソル・ゴードンが私に与えた一冊の本は『責任ある性と性問題の防止』であった。心理学者G・W・オルビーはその序文で「現在アメリカにおけるセクシズムは我々の社会の持つ父権制、力の支配、軍国主義と根を同じくする」と述べている。

「ゲイの人々のある自己嫌悪をどう克服するか」「男を強姦者にしないために」「我々自身の体を主張すること――性教育におけるフェミニズムの経験」などのテーマが並んでいた。「性転換――セクシズムと同性愛拒否の縮図」では性転換志望に含まれる、同性愛に対する偏見について以下のように述べている。

「性転換を希望する人々（大部分は男性）の心には、性のステロタイプが埋もれている。彼らが性転換後に描く女のイメージは美しい洋服を着るといった極めて性二分的なものであり、また本来は同性愛志向があるにもかかわらず、その恐れから同性愛を断念し、自らの肉体と精神が物理的に女性になることによって、他の男から〝男性性〟を受け取る」

彼はいつも言っていた。「性、セックスは大切だ。しかし、人生で最も大切なものではない」米国から帰った翌年、ハワイで性教育のシンポジウムが開かれ、ソル・ゴードンは私を呼んでくれた。私は「日本男性の性に対する態度　日本社会で男であること」と題して喋った。

4　男友だちと女友だち

現在の私の家は東京のほぼ都心にある二ＤＫのマンションである。そこに友人を招くとき、私は性の不安を感ずる。私の料理に多くの友人が「へぇー美味しい」と言ってくれるのだが、「どうやって作るの」と聞くのはほとんどが女性である。黙っていても後片付けを任せ、新聞を広げていられるのもまず女性である。友人の泊まった翌朝、私が早めに家を出て、帰宅すると家の中がきれいに整い、「こんな片付け方もあるんだ」と関心するのも男友だちではなかな難しい。

例外はある。安心して任せられる男友だちは存在し、えらく不器用そうな女友だちもいる。しかし、自らの不器用さに対する困惑が違う。

私が女友だちに感じる親和には私自身がときに苦い経験があったとしても、人生を振り返れば嬉しさの浮かぶ異性愛を味わってきた歴史が反映しているのは当然だろう。心のときめきも異なる。女友だちはその歴史性によって男である私に気を遣い、サービス精神を発揮してくれるであろう。

料理のあとでも翌朝でも、友人は必ず帰ってゆく。そして彼らのいなくなった後の部屋で新聞を広げるとき、ある寂しさはやってくる。それは同性に支えられていない自己の姿である。私はずっとこの寂しさを感じ、その寂しさから街の男たちを見てきたように思う。

私は人間を異性愛か同性愛かで二分するのは愚かしさの極地であると思う。冷静に考えるなら、私という一人の異性愛者にとって、嫌いな女はもしかすると嫌いな男と同じくらいいるかも知れない。

私が男への愛おしさを身のうちに意識するようになったのはそう昔ではない。ここ一〇年ほどであろうか、一回りも若い男友だちとの親しい付き合いが私を助けた。私は生活の場、電車の中に街角にそれを探している。

不安な家族
――中井久夫への感謝

中井久夫『看護のための精神医学』（医学書院、二〇〇一年、第二版二〇〇四年）が出版されたのを機に「精神看護」二〇〇一年九月号が特集「中井久夫を読む」を組んだ。以下はそこに寄せた一文であり、引用は同書からである。

1　家族の不安。家族を持つ不安

「人間は、一人で生きてゆけない状態でこの世に生まれてくる。生存のために周囲の「重要人物」（第一は「母親役をする人」）なしでは一日も生きられない。そこで重要人物との対人関係における「安全」の保障が絶対的意味を持つ。（中略）子どもをおとなしくさせようと思えば、目の前で夫婦げんかをしてみたまえ」

これは「さかのぼり研究」の範囲で語ると前置きされて、将来統合失調症になる人の、子どもも時代の危機要因について述べた一節である。

子どもの安全保障感を脅かす象徴として夫婦げんかがスパッと挿入されている。統合失調症を論じつつ家庭一般を論じ、家庭を語りつつ統合失調症を描く。偏見なき、この往還こそ、中井が統合失調症を彼岸のものとして見放さない表れであろうと私は思う。統合失調症の家庭は特殊な家庭ではない。私たちと地続きなのだ。

中井はシステム論的な「家族の治療」には終始控えめである。この本でも家族を語るのは統合失調症の章だけである。しかし、ここには人間にとって家族が存在するが故に持つことになった不安、危うさのほとんど、おそらく家族について悩む人すべてが共感しうるであろう家族への希望が語られている。

「いかに順調な家庭でも、子どもが親にいっさい不満をもたずに大人になるというのはおとぎ話である。だから子どもの不満が反抗のなかに本音として混じってくるが、これが、親が自分の盲点に気づき子どもを見直す機会になる。

多少は理想的にいかないほうが、現実認識を高めるくらいである。子育ての際の親の失敗は、まず後になってかなり軌道修正が可能である。そうでなければ、週に一回か二回あうだけでいくらベテランの精神療法家でも治療などできるわけがない」

家庭一般の持つ不完全さ、それ故にこそ生ずる子どもへの贈り物の在りかを灯している。ありもしない理想を患者にも家族にも求めない視点の低さ——と私は感じるのだが——が中井の治療にはいつも流れているのだと思う。「理想は限りなく低く持て」（鶴見俊輔）

もちろん、統合失調症の家族への要望がないというのではない。しかし、それは冒頭に引用した夫婦げんかにしろ、過保護への戒めにせよ、統合失調症に限らず、家族一般への要望であり、そこを越えない。

2　日本の家族

日本が家族主義の国であるというのは誤解を生む。公権力からの介入に必ずしも強くない実体は、罪を犯した息子のために正面切って弁護する親の未だ少ないことで分かる。子どもに投降を説くために拡声器を持たされ、あるいは自殺が世間に対する親の証となる。

太平洋戦争に至る過程で、日本の大半の家族は、特高警察に逮捕された息子たちの思想を弁明する道ではなく、世間への申しわけなさに人目を避けた歴史をもつ。権力に抗して子どもを支えるのは日本では容易でない。

近世以降の日本の家族は均一性への強い志向を持つ。家族の名誉とは構成員が個性を伸ばすことではなく、しばしば家族全体がひとつの秩序の中に棲むことである。隠れキリシタンは近・

現代の日本において、家族全員によるレジスタンスの稀有な伝統であった。

飛躍するようだが、このような風土で統合失調症というひとつの強い個性は苦しむであろう。以前に私が中井に、「藤沢周平を読まれるか」と質問したところ、藤沢周平は読んだことがなく、時代小説をほとんど読まない理由として、「日本的なものにからめとられると、患者より親の気持ちに同化するのではという怖れが」あったと返信を戴いた。

日本的家族に親しむことは孤立した統合失調症者への共感の躓きとなりうる。それを中井は案じていたのだと思った。こうして考えてみると、我が国における統合失調症者は、かの呉秀三が語ったのとはまた別の意味での苦悩を背負っているのかも知れない。

病者が家族との間に持つ苦悩は、疾患によっての絶対の差はないのかも知れない。だが、家族の変化が本人に及ぼす力はその深さが異なるように思う。その理由のひとつは、統合失調症においてはやはり本人と家族が存在を懸けて鋭く対立せざるを得ない場面があり、結果として対人関係の障害を招くとしても、根底には自己と世界の対峙する状況が出現するからだと思う。それに対し、これから述べてゆく摂食障害は、家族を含め対人関係自体が大きな躓きになっているると思わざるを得ない。

日本の家族を見るとき、以上のような視点を持って当たりたい。

3　摂食障害と家族

統合失調症と家族を説く章全体を、終始「摂食障害と家族」と読み替え、私には全く違和感がなかった。あるいは中井の語る家族へのアドバイスは統合失調症より摂食障害により当てはまると思いつつ読んでいた。

歴史的に考えても家族が問われてきたのは統合失調症より、むしろアルコール依存症や摂食障害であっただろう。

精神科において、もとより犯人探しは新たな傷を生むだけだが、摂食障害を抱える家族を見ているとある光景が浮かび上がってくるのも私の実感であった。

まず、親子けんかの経験が少ない。夫婦げんかは嫌というほど経験しても親子げんかの経験は少ない。

親子げんかは親の胸を借りて自分の成長と親の限界をも知る機会である。老いの入った親を感じて自らを振り返る手立てにもなる。それが出来ないというのはそのけんかに親が耐えられないだろうとの、子ども、すなわち、本来なら保護されるべき側からの「思いやり」が過ぎてしまったためである。けんかほど相手を知るに奥深い手技はない。けんかが傷になるのは仲直りが出来ないときである。裏を返せば、仲直りの出来ないようなけんかをするときは覚悟が必要である。

中井のいった、子どもを黙らせる夫婦げんかに戻れば、けんかのない夫婦はないだろうし（けんかをしたことがないという友人夫婦もいるが天分に恵まれているとしかいいようがない）、けんかはいっときであり、いわば急性でもある。ところが、同じ話題を巡って繰り返されていると、どちらかにあきらめが生じ、けんかというよりも不信となる。

特にあきらめさせられたと感じた方には不機嫌さが強まる。それが子どもに伝わり、子どもにしてみれば、父が理不尽であっても、母の不機嫌もつらい。しかし、理由も理解できるだけに母への苦情は言えない。いつしか子ども自身もあきらめた思考になっている。

このような家庭は緊張をはらんでくる。

摂食障害の本人や同胞に「家庭の空気がどこか緊張していていなかった？」といってまず否定されない。このような家庭の風景をいくつか追ってみよう。

父は暴君である場合もそうでない場合もある。

父が粗暴であったり、威圧的であると、母は初めは抵抗するがやがてあきらめ、一見平和な争いのない家庭になる。暴君でなくとも、毎晩遅く帰り妻に負担をかけ、次第に妻の不満を無視することになれているかも知れない。妻（母）の心には癒されぬ恨みと悔悟がうずき、そこを無視するかに振る舞う夫（父）との間に緊張が成立する。この緊張は当然子どもに伝わる。

父か祖父のアルコール問題は非常に高率で摂食障害の家庭の二〜三割に存在するのではないか。父のアルコール問題はもちろん、家族内の葛藤の逃げ道である場合もあるが、どのみち解決にはならず、家族の緊張を陰湿化させる。アルコール問題に関心の薄い治療者はこのあたりを見逃す確率が大きい。（アルコール依存症に熱心だった治療者とそうでない治療者で、摂食障害にたいする姿勢がかなり異なるのはこの辺にもあると思う）

統合失調症にいわれる高ＥＥ（高度感情表出）の家族は摂食障害の家庭でも同じであると思う。

また、気性としては父と合うのだが、たとえば母と姑の折り合いが悪く、ひとのよい父もその点でだけは（少女から見て）無責任に写る場合もよく経験する。子どもは父に声援を送りたいが、無力を感じ（子どもに解決できる問題ではない）、出過ぎると母の批判を浴びそうでそれも出来ない。

家族構成員の間に諍いがあったとき、誰かが強くなることで収まりがつく。それはもっとも抑圧された母かも知れない。（結果として）強力な母の元に育ち、一体化することで不安をかき消してきたが、いざ、思春期になると母への不安が押し寄せ、といって今更影の薄かった父へ向かうことも出来ない――。それは母も許さないであろう。

子どもの視線から見て、父母のどちらかが一方的に非があると、状況はわかりやすく、多くの場合、子どもは理のあるほうの親を味方にしてこの緊張を切り抜ける。しかし、摂食障害で直面するのは、子どもがどちらの親にもある種の愛着と不満を同時に抱え、しかし、何とか夫婦の和解を望んでいる場合である。

中井が統合失調症において語る「いちばんすなおなひとが発病しやすい、(家族の中の)調整役、まとめ役」「患者になってもまだ、その人のおかげで家族がまとまっている」(百七頁)のも私の感覚では統合失調症よりむしろ摂食障害に当てはまる。摂食障害になる人は統合失調症より、より積極的に家庭内の役割を引き受けてこざるを得なかったのではないか。統合失調症と同じように「手のかからなかった子ども」という親の回想が聞かれる。

「非行って考えたことある?」と聞くと、全員が「全くない」という。但し、きょうだいには結構いる。なぜ非行など考えもしなかったのか。非行とはある意味で両親を試すことである。試して両親が壊れてしまっては意味がなくなる。試すことも怖れる。

AC(アダルト・チルドレン)の考えでゆけば、家の建て直し派である。早々と生家をあきらめた子どもは非行に走ったり、十代で結婚したりして親への訣別を実践する。もっとも、非行は訣別としては曖昧な形式であるが。

「子ども中心の家庭はよいとされる。間違いだ。一家のまとまりの中心的位置に据えられた子どもこそ迷惑である。本来、子どもは辺縁にいるからこそ、くつろげ、したいことができ、大人をモデルとして自分を作れる」

子どもが中心にいる家庭はもともと、壊れかけた家庭である。壊れかけた家庭を建て直すべく中心に押しやられている。

子どもは強力な監視下で健康に育つのが難しくなる。親は気を遣って育てたというが、子どもにしてみると「窮屈な家庭だった」となる。

4　出立の病いとしての統合失調症と摂食障害。その回復

統合失調症と摂食障害はともに思春期に多くの発症を見る疾患であるから、その家族状況が似てくるのは当然かも知れない。本人の心境にも近しいところがある。

摂食障害の原因は諸説あり、（母親の愛情不足を語る人がいまだにいるが、これは論外として）治療方法も人によりおおいに異なる。体重の増減をひたすら気にする治療家もいれば、分析的に係わる人もいる。治療の定式がないと言ってよいだろう。

ある日突然、摂食障害になるのではない。準備段階がある。娘の拒食に対し、「陸上コーチにやせろといわれたのです」とか、「恋人に太ったといわれたからです」とかの理由を家族の方で挙げる場合があるが、当然ながら、最後の一押しであっても、病気の要因とはいえない。

摂食障害は自らの身体を刻む病いである。「病気」と呼ぶのはどうも個人的にはそぐわず、「行為」そのものという気がする。

私はある患者が長い食べ吐きの歴史を振り返って「私にとって食べ吐きは自分をもっとも傷つけない方法だった」と語ったのが忘れられない。つまり、拒食や食べ吐きは自己破壊であると同時に自己救済でもあるのだ。この文脈でこそ、摂食障害の回復過程で、「食べ吐きが最高の気晴らし」というような自己肯定発言が意味を持ってくる。

ある意味で拒食や食べ吐きは能動的行為なのであり、精神的葛藤が本人の自覚のないまま消化性潰瘍になる心理空間とは全く異なる。

だから、摂食障害が本書では心身症と並んで「精神科と他科の境界にある問題」の中に取り上げられるのはいささか不満である。(「他科」とは心療内科か内科を指しているのだろう)むしろ、本書の分類でゆけば発達神経症とはいえないだろうか。出立の病、それも、底に心的外傷を負うた病いである。

摂食障害についての短い章の中で、「薬は効く効かないというより、意識性を下げるために患者が嫌う。服用するようになれば半分治ったと同じなのは、強迫症と同じである。」といわれるのも、いまひとつ釈然としない。

私は摂食障害の患者に藁をもすがる気持ちで、流行のＳＳＲＩ（セロトニン選択性再吸収阻害薬）の処方を求められることがあるが逆ではない。彼女たちが真に求めているのは薬ではなく、家族・周囲の理解なのだが、それが――少なくとも当分のあいだ――得られないと知ったとき、人間の代わりに薬に依存を求めてくるのだろうと推測している。

私の経験では多くの摂食障害の人は薬を用いずに回復してゆく。

家族が不健康だから摂食障害が発生するとは考えないし、事実にも反すると思う。だが、子どもがいじめ、心的外傷などを抱え、それが家族に共感を持って迎え入れられてこなかった家庭は危ない。つまり、家族内の葛藤もあるが、子どもの葛藤を支えきる地力の乏しい家庭を私は見てきた。

家族にはっきりと注文を付けることが必要なこともある。

自己の持っていた出身家族へのイメージが整理され、幸運なときは変化してくる親を感じ、そう思い通りにいかなくとも親への不満を語るのに脅えが少なくなるとき、摂食障害はたとえ症状、つまり食べ吐きが消えなくとも楽にはなる。家族への「ここまでは努力してくれた。有り難う」という、肯定的な意味でのあきらめがよい結果をもたらすことも大いにある。症状を消すことが治療でないのは分裂病と同じである。

（統合失調症の）「長期予後にかんしては、患者と治療者と患者の家族の呼吸が合うか合わないかで大きく変わる」とすれば、摂食障害では、家族の理解で病気そのものが消え去るかに見えるだろう。

家族の変化により本人の病像が台風一過のように変化するのはアルコール依存症や摂食障害に携わるものの秘かな喜びであるだろう。

もとより家族だけが摂食障害の治療ではない。家族は本人が安心して回復し得るための地ならしである。家族の問題が整理されると、こちらが何もいわなくても、食べ吐きをやめたくなる。「治っても大丈夫らしい」と感じたときに回復へ向かう。元々、自然回復力のある病気なのである。

疾患の成立過程と回復過程は異なるというのは、中井の統合失調症論で私が学び、これほど広く応用が利き、ほとんどあらゆる疾患の臨床に役立たせてもらった考えはなかった。

本書には関係がないが、摂食障害とアルコール依存症を並べて「アディクション＝嗜癖行動」と呼ばれるのは、一部にしか当てはまらないと思う。摂食障害と女性のアルコール依存症の間の距離は、女性のアルコール依存症と男性のそれとの間の距離よりも小さいというのが私の実感である。病気の差異より、性（ジェンダー）が問われている。

ただ、いずれにしても「なりたくてなったのではない。またなろうとしてなれるものでもない」

ことは本人にも家族にも是非理解してもらいたい点である。

5　少数者の苦悩・喜び

摂食障害の人と話していると、「あなたが家族の中でいちばん、精神的には健康だね」といいたくなることがしばしばある。家族の葛藤を感じる敏感さとともに、引き受ける健気さと、家族を公平に見る健康さである。家族の中の少数者の視点を持ち続けている人でもある。同胞は鈍感というのではなく、別の身の処し方をしてきただけであるから、多くの場合、本人との関係はよく、互いに共感しあっている。摂食障害を真っ先にうち明けたのは同胞である（たとえ異性の同胞であっても）例は多い。ここにも家族の風景があると思う。

私が摂食障害の人とともに見聞きし、ここで語ってきたのは日本の家族である。米国からやってくる、摂食障害の回復者の手記を幾冊か読み始めたが、必ず挫折してしまう。困難や孤独に対処する仕方、家族の風景が私の臨床実感と交差せず、到底馴染めないのである。

その意味でも、日本の家族を知らなければ、日本の摂食障害者の深淵には届かないと私は考えている。

中井は『最終講義――分裂病私見』（一九九八年、みすず書房）で「分裂病の人のどこかに〈ふるえるような、痛々しいほどの柔らかさ〉を全く感じない人は治療に携わるべきでしょうか、どうでしょうか」と、治療者の姿勢について控えめな表現ではあるが、旗幟を鮮明にした発言をおこなっている。感じない人への怒りの表明でもある。

統合失調症をすべての病者、あるいは少数者に敷衍してどこが間違いであろうか。病者とは少数者の別名であると私は考えてきた。民主主義は、当然ながら多数決の原理ではない。石原慎太郎東京都知事（当時）はこの点だけをとっても支持しがたい。民主主義とはいかにして少数者の苦悩と権利を社会として擁護するかの成熟度の問いである。

治療は道徳をかっこに入れて成立する。しかし、中井の背後には権力を操るものへの怒りがあり、それが私たちを励ますのだと思っている。世にいう〈病者〉の回復の手伝いとは、彼らが少数者であることに誇りを見いだし、生きる暖かさを再発見する手助けと思う。

私は統合失調症と摂食障害を対比して語りすぎたかも知れない。だが、中井の統合失調症論と家族への視線なしに、私の志向した他の疾患への接近もなかった。その理由と感謝をこの文章で語りたかった。

志と茶目っ気と
——さよなら上野博正

1

上野博正に出会ったのは、一九七二年の春だった。

飯田橋にあった、思想の科学社を訪ね、鶴見俊輔さんに会える方法を問うと、「記号の会」か「集団の会」に出てみたらと助言を受けた。四月、「記号の会」に初めて出てみた。

一〇人はいなかったろうか。寺井美奈子さんがいた。丸山睦男さんもいたと思う。会の始まる前、上野さんはにこやかに喋っていた。処女膜の再生を求めてくる人の、身勝手さをいっていた。

そこへ鶴見さんが現れ、「今度の会長は情緒不安定だからなあ、ははは」と大きな声で笑い、上野さんは頭をなでながら笑っていた。本居宣長の古事記伝を読むはずが、まだ全集が出ないので困っていると話していた。

その年の夏、思想の科学社に勤務していた高崎宗治さんが、南アルプスの北岳に登る計画を立て、誘ってくれた。四人の旅であった。

大樺沢を登り始めたが、麓の小屋が既に閉じていることが分かり、予定を変更し、その日のうちに頂上直下の肩の小屋まで一挙に登らざるを得なくなった。幸い、天候はよかったが、今日は麓の小屋泊まりと思い、ゆっくり新宿を出発したのだから、急ぎ足にならざるを得なかった。

上野さんは歩きが苦しくなり、「風邪ひいてなきゃ、こんなじゃないんだ」と口惜しそうに繰り返していた。登山の経験がほとんどないはずだったが、体力に自信はあるといっていた。日が暮れてから、肩の小屋に着き食事を頼んだため、苦情をいわれた。寒く、毛布を重ねて眠った。

この山行のあと、上野さんとよく会うようになった。高崎さんが新宿区下落合に学生時代の友人と広い一軒家を借りて暮らしていた。目白の駅からも歩けたので、そこを「目白亭」と称し、よく飲みにゆき、上野さんも泊った。上野さんの歌も聴いた。新内を初めて聴いた。楽しい酒を知った。上野さんはまだ三八歳だった。

私の住んでいた鷺宮のアパートにも、幾度か仲間数人と来た。下手くそなフランス料理を作ってご馳走した。おそらく上野さんの口には合わなかったが、何もいわなかった。

その年の冬にはいつもの仲間で、上野さんの故郷の、九十九里の旅館に魚を食べに行った。ゆきがけに房総半島のマザー牧場を歩き、暗くなってしまった。私がヒッチハイクをいい出すと、上野さんは戸惑っていたが、やってみようかということになり、トラックの荷台に乗って、目的地まで着いた。

七三年の四月二九日から一泊二日で、長野の鼻曲山に行った。総勢九人で、上野さんが推薦した霧積温泉に泊り、翌日は快晴の山を歩いた。帰りの特急は混んで座れなかったのだが、上野さんが何かの話の延長で、「男のペニスの包皮は女の何に当たるか知っているか」と私（たち）に質問し、他の客の驚きにいささか参った。

上野さんとの山歩きはこれが最後だった。その後の彼は仕事と家庭にあまりに忙しくなった。

2

上野さんとつき合い始めた頃、「大河原は嫌みがないのよ、清潔なのよ。汚れてないから、この男とは俺はセックスが出来る」とよくいっていた。酔って私にキスをしてきたこともある。それは彼の出自と私の出自の鮮明な対比へのひとつの感想であり、私への羨望でもあった。しかし、あとで分かるように、やがて、私の階級への弔いとなる。

上野さんは同性愛ではなかったが、同性への愛は深く、私を愛し、多くの同性の後輩から慕われた。その一部に私への抱擁もあった。

人形町の料亭にゆき、二人三味線の伴奏で新内を聴き、浅草のそば屋でご馳走になった。私が所帯を持ったとき、浅草を案内し、仲店の一軒で包丁を祝いに買ってくれ、「縁起でもないけどさ」といった。

私が共同通信に入った年は国際人口年に当たり、その取材をしていて上野さんに意見を聞きにいった。仕事が終わってから、病院の近くの飲み屋でよく私の、いま思うと未熟としかいいようのない疑問につき合ってくれた。私の未熟さをいわなかった。誰が人口問題の危険をいうのか。毎日を生きる庶民にとって人口問題はどの程度の重みがあるのか――上野さんはそんな疑問を語っていた。

上野さんがある病院に就職し、病棟の旅行があった。そのとき、若い看護婦ではなく、年輩の看護婦とずっと喋っていた。それがあとで上野さんを助けたと語った。「言うや易く……」を実行する人だった。

一九八四年秋、私が釧路支局に赴任したあと、共通の友人が上野さんの立川の家に集まり、数時間を喋り合ったカセットテープを送ってくれた。

共同通信を退職し、翌年、上野さんの母校でもある東京医科歯科大学に合格したとき、上野さんは「一年やそこらで受からないと思っていた」と驚いた。私が上野さんを驚かせた、数少ないときであった。

上野さんの学力信仰は彼が持っていた数少ない弱点でもあったと思う。

上野さんのもう一つの弱点はやはり家族ではなかったろうか。上野さんの父が伝えた、「世の中の本当の愛情は子どもに対する親の愛情しかない」との言葉を上野さんが振りきることはなかった。

「親は子どもにこの世の悪を教えなければならない。反面教師であれ」そう書くが、現実の上野さんは子どもに対して善人であったと思う。

もう六十歳を過ぎてからだが、私との間で話が上野さんの家族に及ぶと、彼は沈黙するか、家族をかばい、私に同調することはしなかった。

もうひとつ、上野さんの父が伝えた、「博正は女に惚れると、すぐに全部を喋っちまうから駄目だ」のほうはどこまで当たっていたか分からないが、上野さんはその言葉を好きだった。

新宿の飲み屋で二人で飲んだときがあった。その帰り、柏木の上野さんの家に泊まりにゆくのに、歌舞伎町でタクシーを拾おうとした。タクシーは客待ちで並んでいたのだが、そのうちの一台にあたりをつけると、何ごとかをいって乗り込んだ。座席に坐ったあと、上野さんは実はすぐ近くまでの乗車だということを知らせ，運転手といい合いになった。客を乗せるのに近いから乗車拒否をするのは卑怯だといいたい上野さんの気持ちはそれまでのつき合いからよく分かったが、私は「上野さん、降りようよ」といい、上野さんは譲って、私のいうとおりにした。

私が医科歯科大学にはいると、大学に残っている幾人かを含めた同級生、知人を紹介してくれた。皆まじめな人で、学問的にも優秀な人だった。私が上野さんの友人だというと、びっくりされた。その友人たちは上野さんが「思想の科学」にいることは知っていたが、そこへの思い入れを深く理解しているようには見えなかった。

3

私とのつき合いで、唯一上野さんが、それまでに育ててきた感覚を少し修正したのは、東京の山の手に育った中産階級の鬱屈についてであったかも知れない。

私の両親と幾度か会った上野さんは、その偽善を読みとり、「自分の育った貧乏な下町が嫌なものだと思っていたが、貧乏の自由が解るようになってきた、大河原とつき合って、山の手の中産階級に育った人間の窮屈さのほうがもしかしたら、自分の育った環境よりも、嫌なものだと思うようになった。医科歯科でつき合った、同じ中産階級の友人とのつき合いでは、もっぱら自分の不幸しか考えていなかった」といっていた。

今日振り返ると、その言葉は上野さん流の、私への慰めであり、本心ではなかったかも知れないと思う。

私が家庭問題で両親と揉めたとき、私の両親は、他の誰かではなく、上野さんを訪ねた。四十歳を過ぎた私の一身上の問題について、七十歳を超えた両親が相談に出かけるのだから、私はもっとも思い出したくないことだが、上野さんは私の両親を追いかえさなかった。

あとで私には、「それっくらいの息子を持てたってことが分からないのよ。不幸、不幸っていうけど、こんなことで悩むってことは、あなたの両親はそれくらいは幸せってことでもあるんだ」と言った。

一九九七年、私の父が亡くなったとき、通夜に来てくれた。ピンクのワイシャツに黒いネクタイをしていた。

私の母・親戚のいるところで、決して聞こえよがしにではなく、「大河原も、もう少しましな両親に育てられたら幸せだったのに」といっていた。両親の出自から既に自由であり、そのようなものに束縛されずにきた上野さんと、未だ両親の階層から自由でない自分を感じ、上野さんの激励だと思い、私は黙って聞いていた。

上野さんとの三〇年近いつき合いで、多くの人を紹介されたが、その中に私は将来の友人を見つけることはなかった。上野さんを超える魅力のある人がいなかったというのではなく、上野さんにとっての友人という存在が、もともと上野さんの中では「魅力のある人」という位置づけではないのだと思う。上野さんは、その人から何かを得よう、魅力を感じて何かを吸収しようとして、人とつき合うことはなかった。人と人とのつき合いが、互いの魅力の引き合いで成り立つということを信じていなかった。相手から滋養を、求めなかった。

私から見れば、どうして魅力のない人と時間を過ごすのだろうと考えてしまうが、そのような思考は上野さんにはなかった。

上野さんがいい寄る女性に魅力を感じた経験もない。私から見て、上野さんを理解する難問であったが、私の解釈は上に述べた理由と同じだった。

上野さんは思想の科学と鶴見俊輔さんとの出会いを「救いだった」という。だが、救いと滋養は異なる。上野さんは鶴見さんにすら滋養を求めたことはなかったと思う。

ある時の、思想の科学のシンポジウムで、司会者が最後になって、「それでは鶴見さん、何かご発言がありますか」と会場の後ろのほうにいた鶴見さんに投げかけたことがある。そのとき、会場の中程にいた上野さんがすぐに手を挙げて立ち上がり、「人に指名されて喋るようなのは反対だ」と声を張り上げた。

思想の科学で、鶴見さんを愛しつつも、鶴見さんを正面切って批判する唯一の人であった。

4

書物で影響を受けた人はたくさんいる。だが、人と人とのつき合いで、上野さんのような人はいなかった。

上野さんは人とつき合う天才だった。驚くほどの読書家ではあったが、書物を読むより、人と喋り、会っているほうが楽しいと語り、「本も書きたいが、やはり音楽を聴き、人と会っているのがよくてついそちらを取ってしまう」と私を慰めた。音楽は多くの場合、過去の辛かった時代の思い出と重なり、感傷的なものを愛した。立川の家に赴くといつもマスネの「タイスの瞑想曲」をかけ、「この曲を聞くとアルバイトで辛かった高校時代を思い出す」と語っていた。

上野さんが公衆衛生の大学院にいた頃、大学紛争があり、そこの教授に「あなたもあまり大した人間ではないから、俺と一緒に大学をやめたらどうか」といったという。「そしたらさあ。その人は、いや、上野さん、私も少しは役に立つと思うから大学をやめませんというのよ。生真面目な人だったんだねえ」と振り返っていた。その人とのつき合いも大切にしていた。

共産党については、世間の評価ではなく、鉄砲洲診療所でつき合った人とのつき合いが上野さんの判断の基にあった。

菅孝行の書いた鶴見俊輔論について、「書いたものでしか捉えていない。つき合いの中の鶴見さんは違うんだ」と批判した。

後年になるが網野善郎について「歴史区分は根本的なものだ。時代区分のないものを史学と言えるだろうか」といって評価しなかった。

日本の精神医学に中井久夫が及ぼした深い影響について私が何回か話をしたあと、上野さんは彼の老いについての（だったと記憶する）文章を読み、「哲学の勉強があまりしていない。ジャーナリスティックだな」と評した。また、「あの人（中井久夫）は人と会うのが疲れるというがぼくはそうではない」といっていた。


なだいなだが書いた『神、この人間的なるもの』を読むと、キリスト教の最大の堕落は弟子がイエスを超えようとせず、弟子意識に終始したことにあると説いていた。

「弟子たちは先生の下で平等であるより、先生を超えようとしなければいけなかったのさ」「弟子は、もし師がここにいたらならどういうだろうか、想像して、あえて自分の言葉で語るべきなんだよ。ところが、聖なる本のどこどこにはこう書かれている、と書かれた言葉が規範になってしまう」

たった今、目の前にいる人の気持ちを汲む、上野さんはその天才だった。「そんなひどいことってまだあるんだねえ」「世の中は下らない奴が多いのよ」「あなたは見栄で生きている」

相手を鋭く批判し、信を失わず、静かに褒め、人を考えさせた。自己の想いを語り、自己の境遇を嘆くようにして照準はぴったり相手に当っていた。

「あの人は純粋な人だ。でも、純粋ってことはある意味で世間知らずってことにもなる。しかし、いまの世の中で純粋に世間知らずに生きるには覚悟が必要でもあるんだ」

これは実話ではなく、私が上野さんを思いだして作った例である。上野さんは事象の意味を、即興的に鮮やかな切り口を作りながら、拾うようにして切り、棄てるようにして拾い、事象の意味を深くしていった。私が上野さんから受けた最も深い影響はここだった。

案じたとき、苦しいとき、上野さんならどう答えるだろうか、上野さんならどう対処するだろうか。

東京教育大学の恩師である家永三郎が精神的に不安定になったとき、上野さんに相談した（と私は聞いた）。家永三郎が自分のアドヴァイスをよく聞く素直な人だといったあと、「しかし、医者の言うことはよく聞くっていう、権威に弱いってことでもあるのよ」と空《くう》を見ていた。

上野さんは現在の日本人の刹那主義に怒っていた。世の中の九九パーセントの人間が志なく生きているといっていた。

彼の仮説のひとつは、志ある、本当に革命精神のあった日本人は、鎌倉時代の宗教人までであり、その後の戦乱で物事を根本から考えるほうの人間は死に絶えてしまった、というものであった。

この世は生きるに値するのか——それは上野さんが手放さなかった命題だ。

「ある時までは、機会があれば天皇（昭和天皇のことだ）と刺しちがえることが望みだった」

その激しさは晩年——といっても亡くなる十年前くらいだろうか——に弱くなり、その分、「思想の科学」と思想の科学社の雑務に苛々していることが多くなっていた気がする。

「拷問だけはいやだね」「子どもには金属バットで殺されなければ、それで良かったくらいの気持でいればいいんだ」

5

私が、一九九八年から二度目に、思想の科学研究会の事務局を務めたとき、上野さんは以前に比べ機嫌の悪い日があった。甲府にいながらの事務局体制であり、かつ私があまり東京へ顔を出さないことへの怒りであった。

私の勤務する病院へ電話がかかり、事務局の体制が思想の科学社や余川さんに迷惑をかけていることをもっと知れと言った。

しばらくして、大久保を訪ねると、忙しいのに昼食を誘ってくれ、病院の医者の勝手さなどを喋りあった。私が医師になってからも、私には支払いをさせなかった。

「この間、俊輔の電話での態度が木で鼻をくくったような態度だったから怒鳴ってやった。

しばらく、思想の科学（思想の科学社）と鶴見さんの関係は悪くなるからそのつもりでいろ」といっていた。

上野さんが入院しているのを私が知ったのは十一月であり、見舞いにいった。私が病室にはいるとき、彼は身の周りの世話をしていた人を通じて、消毒の手洗いを求め、確認していた。

「強い抗癌剤がいったばかりで、白血球が一二〇〇しかないんだ」

その状態での自衛として当然ではあったが、つまらぬ不注意で命を縮めるのを拒否する姿勢を感じ、その慎重さが、自らの重病の発見に結びつかなかった悔しさを考えると、私は何も言えなかった。

私であれば、抗癌剤に賭けなかったと思うが、上野さんは民間医学に信を置かなかった。それが、上野さんと私の違いであり、かつてはウーマンリブの女性たちとの相互不信の一因でもあった。上野さんにはっきりとけんかを売ったのはあの人たちくらいだろう。

抗癌剤が投与された直後で、上野さんはいかにも辛そうだった。ベッドから少し身を起こした上野さんは、窓の外を見やりながら、「志を持って生きるってことは大変よぅ」といい、それ以上の涙をとどめた。それは私との会話で幾回か交わした言葉であり、彼と私の暗号でもあった。

上野さんは志のない人間は嫌いだった。

来春の桜の季節まで生きられるかと自問し、あとは私の病院の忙しさを聞いた。クリニックの後継を案じていたが、私が無理なことは暗黙に通じた。私がまだ東京に住み、新しい就職先を迷っている頃は、週に一回でも「めだか診療所」の場所を借りてという話もあったのだが。

彼を抱きたかったが、私の中の医師は間違いなく、遠くはない死を悟り、死ぬ上野さんが恐ろしくて出来なかった。

二〇〇〇年の六月に開かれた評議委員会で、上野さんは私の事務局体制にはっきりと不満であった。それは先に述べたように、私が東京にあまり出てこないからだけではなく、思想の科学の将来についてのヴィジョンを持っていないことにあった。上野さんは思想の科学の未来に私より遙かに想いを寄せていた。

思想の科学の将来に関する議論の過程で、私が事務局長を上野さんに頼みたいというと、時間の余裕のないに決まっている彼はその場で引き受けた。

翌二〇〇一年五月、あまり会う機会のなくなった上野さんへ、たまに温泉にでも一緒にいきたいと手紙を書いたところ、まもなくしてファックスが届いた。

「思い出して会いたくなる人は、会にこんなに長くいるのに、沢山はいません。

忙しい時に思い出して会いたくなる、僕にとって、あなたはそういう人です。ふしぎ！　ぼくもあなたも「少年」だからでしょうか」

私は上野さんを知り、人とのつき合いで全く別格な人間がいることを知った。いざというときに言下に直截な批判を下し、怒りを表明し、かつ相手からの信頼を全く失わない人のいることを知った。人なつっこさと成熟の共存を知った。

三〇年前、上野さんが私を「嫌味がない」と評したとき、それは上野さんにこそ当てはまると、今日振り返って思う。

思想の科学でのつき合いで、誰よりも上野さんと話した時間が長いと思い出す人は多いと思う。思想の科学の外でも、上野さんをもっとも親しい人として思い出す人が多いだろう。その天才がなければふたつの家族を三〇年近くに亘って維持出来るはずがない。

このファックスについても、上野さんから同じような気持ちを込めたメッセージを受け取った人がいるだろう。

上野さんはそれが出来る人だった。私はそんな彼を愛した。このような愛はもう私の人生に訪れないと思う。

上野さんが友人に語っていた「七人目の子ども」の実在を私は信じている。

上野さんが亡くなってから、私は自分も六七歳で死ぬのではないかと恐れ始めた。六七歳で死ぬ可能性を考えて人生を送るようになった。

もっと話したかったけれど、上野さんに出会わなかった可能性を考えれば、これだけ話せた幸運を思う。

グッドバイ、上野さん。

初出一覧

第一章　摂食障害と家族

1　家族の希望と哀しみ　本書初版・思想の科学社版（二〇〇四年）へのまえがき
2　摂食障害を考える――家族への眼差し　思想の科学社版
3　摂食障害の家族へのアドヴァイス　住吉病院　二〇〇二年九月
4　摂食障害への疑問に答えて
　「ナバ」のテレフォン・メッセージ　二〇〇二年十二月から二〇〇三年四月に放送

第二章　アルコール依存症の臨床から

1　アルコール依存症の家族へのアドヴァイス――改訂版　なぜ、家族なのか
　住吉病院　二〇〇七年七月
2　アルコール依存症の意外さ　思想の科学社版
3　AAへの希望　『こちらAA、専門家の皆様へのニューズレター』
　AA日本ゼネラルサービスオフィス　二〇〇二年一二月二〇日号
4　アメシストへの希望　『しなのアメシスト』第一九号　一九九九年一月

第三章　日本の家族の風景

1　子を持たない生き方――孤独なエゴイズム
『思想の科学』（思想の科学社）一九八四年三月

2　孤立する家族　摂食障害とその時代　思想の科学社版

3　子どもの権利・学校のお節介
『子どもの人権ネットワーク山梨』第二号　一九九九年六月

第四章　人びとの記憶

1　釧路で映画を見続ける意味――堀要君のこと
『思想の科学』（思想の科学社）一九七七年八月

2　責任を持つ性の教育――朝山新一さんの教え
『思想の科学』（思想の科学社）一九八一年二月

3　男への違和感と愛おしさ――ソル・ゴードンとの出会い
『子どもと健康』（労働教育センター、一九八七年秋）

4　不安な家族――中井久夫への感謝
『精神看護』（医学書院）二〇〇一年九月

5　志と茶目っ気と――さよなら上野博正
『思想の科学研究会会報』一五五号　二〇〇三年三月

思想の科学社版へのあとがき

私が医学部を卒業し、精神科医を選ぼうときめたとき、もっとも親しかった友人は「いちばん精神科医に向いていない人が精神科医になるっていうんだから分からない」といった。

それから二〇年、私はその言葉を反芻しながら仕事を続けてきた。

この本に取りかかったのは三年前の夏だった。二〇代から書いてきたもの、医師になってから書いたもの、新しく書いたものを当時、思想の科学社社長でもあった上野博正に送った。しかし、彼はすでに病床にあり、原稿を読むことは出来なかった。

昔に書いた文章は結局「置いてきた自己」の印象が強く、この本に入れなかった。第三章の「子を持たない生き方――孤独なエゴイズム」は、私にまだ子どもがいなかったときに書いた。だが、その文章を読み直して感じるように、当時の私は子どもを持とうとしない自己とその「理論」に既に破綻を感じていた。

私がなぜ子どもを拒否して長い年月を送ったか、なぜ、後に「転向」したか、それを考える作業は私が自身に課した生涯の課題である。

この本は精神科医になる自分に疑問を投げかけた友人への中間報告のつもりである。それを書き終わり、私の臨床は家族から少し離れ、本人とゆっくり話をするスタイルに移行できそうな気がしている。

ここまでの私を支えてくれた多くの友人たちに感謝する。

（二〇〇四年初夏）

新版へのあとがき

この本の元になる『家族への希望と哀しみ』は、私の臨床経験を初めてまとめた本であり、私の臨床の原点であり続けている。冒頭にも書いたように、日本の家族の置かれた状況に対する私の考えは大きくは変わらない。

今回は各原稿に手直しを加え、「アルコール依存症の家族へのアドヴァイス」を大幅に書き直し、ソル・ゴードンの思い出を加えた。

二〇一九年に『トラウマを負う精神医療の希望と哀しみ――摂食障害・薬物依存・自死・死刑を考える』を出版してくださったインパクト出版会に再びお世話になった。

志しを共にする出版社から新版が出せることに感謝をしたい。

（二〇二一年二月）

［著者略歴］
大河原昌夫 おおかわらまさお

精神科医・財団法人住吉病院（甲府市）副院長。

1947年東京生まれ。共同通信社の記者として東京本社文化部・北海道釧路支局に勤務。32歳で退職。1986年東京医科歯科大学医学部卒業。

ゆきぐに大和病院（新潟県南魚沼市）、四倉病院（福島県いわき市）、高月病院（東京都八王子市）、長谷川病院（東京都三鷹市）勤務を経て、1997年4月より現職。

アルコール依存症・摂食障害の家族の会に長年係わる。

著書に、『トラウマを負う精神医療の希望と哀しみ　摂食障害・薬物依存・自死・死刑を考える』（インパクト出版会、2019年）、『家族への希望と哀しみ』（思想の科学社、2004年）、『摂食障害を語ろう』（あかりプロジェクト、2010年）、『鶴見俊輔に学んだ精神医療』（日本評論社、2014年）などがある。

精神科医《せいしんかい》の出会《であ》った家族《かぞく》の風景《ふうけい》
——摂食障害とアルコール依存症の経験

2021年4月10日　第1刷発行

著　者　大河原昌夫
装　幀　宗利　淳一
発行人　深田　卓
発　行　株式会社 インパクト出版会
東京都文京区本郷2-5-11　服部ビル2F
Tel 03-3818-7576　Fax 03-3818-8676
impact@jca.apc.org　http://impact-shuppankai.com/
郵便振替　00110-9-83148

印刷・製本　モリモト印刷